關鍵

U0087272

烹調隨意，
得病容易！

從來就沒有垃圾
食物，只有不當
的處理過程

食·材

方儀薇，馬福亭

在美味的飲食天地中，
沒有垃圾食品，只有垃圾吃法和垃圾烹調法！

✦ 粉如白玉的白饅頭，最大功臣是硫磺？
✦ 鮮豔的彩漆木筷，重金屬毒物吃起來！
✦ 美味的青椒炒豬肝，維生素Ｃ變廢物？

就讓本書偷偷告訴你「垃圾食品」的真相

 崧燁文化

目錄

目錄

目錄

第十章　食物的健康做法

目錄

前言

現代人很喜歡用「垃圾」一詞來形容那些毫無價值的、百害而無一利的東西，食物當然也不能倖免。油炸食品、零食、醃製食品、燒烤類食品等，都被加上了「垃圾」的頭銜。但是有哪些食物本身就是垃圾食物呢？

歷史的車輪向前滾進，我們的生活、起居、飲食、服飾、思想等，一切都在發生著變化，而在這些變化之中，飲食是最能引起人們注意的。因為飲食的好壞，直接說明生活品質的高低。曾幾何時，人們非常熱衷於燒烤食品、油炸食品，速食幾乎成為了人們最常光顧的餐廳。但是近二十幾年，由於健康意識逐漸加強，人們逐漸意識到這些食品所帶來的傷害，於是開始遠離它們，並將它們稱之為「垃圾食品」。

但是，我們可以想像一下，一根雞翅，本來營養價值很高，但經過油炸之後，卻被人稱作「垃圾」了，而如果換成用清水煮或燉的烹調方法，就會被稱作「健康低卡食品」。一個雞翅的做法所得到的評價和定位也會截然不同，我們是不是該為那些被稱作「垃圾」食品的食材伸冤？

這些食物難道本身就是垃圾食品嗎？如果是，人們今後還能吃什麼食物？如果不是，這些食物為什麼經過烹調或者加工後，就變成了垃圾食品？本書透過對食品的烹飪方式、加工方式、食用方式、健康食用方式、健康烹調方式等多個方面，介紹了健康食物變成垃圾食品的過程，並向讀者介紹了正確健康的烹調方法和多種食物的健康吃法，幫助人們注重並改善飲食習慣，避免吃進垃圾食品，從而使身體更健康。

前言

　　在飲食的天地中，沒有垃圾食品，只有垃圾吃法和垃圾烹調法。我們在日常飲食中不能總是追求食物的口感和滋味，而應該注重怎樣吃才能更健康。飲食是每天都要進行的，而飲食是否安全，決定著人體健康與否，所以我們應該健康飲食。畢竟人生匆匆不過數十載，享受健康生活才是王道。

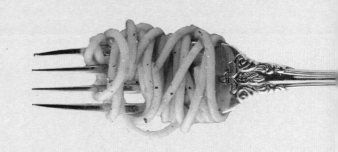

第一章

什麼是「垃圾食品」

第一章　什麼是「垃圾食品」

「垃圾食品」的定義

　　說到「垃圾食品」，大部分人都會想到速食，比如漢堡、炸雞翅、炸薯條、披薩等等，但是垃圾食品並非只是這類食品，凡是只能提供給人體熱量，不能提供人體其他營養物質的食物，或者給人體提供的營養物質已經超過人體的需求，不能被人體充分吸收而有所剩餘，被排出體外，比如醃菜中鹽分非常多，人在食用後，不能被人體吸收的鹽分就會存積在體內，成為體內的垃圾。

　　具體來說，垃圾食品的定義可從以下三個方面來論述：

一、營養價值不高

　　營養價值不高的意思就是，我們欣然的將食物吃進了胃中，但是最終吃進去的食物沒有達到對人體應有的營養作用，比如想要鐵卻沒鐵，想要鈣卻沒鈣，礦物質元素幾乎沒有。但是這樣的食物食用多了，就會占滿我們的胃部，使我們不能進食其他營養食品，體內的營養長期得不到供給，久而久之，健康就會出現問題。

二、容易讓人發胖

　　這類食品雖然沒有太多營養物質，但是其中的某些成分卻能夠讓人在不知不覺中發胖。比如：某些食物含有大量的脂肪、糖分，而且越吃越好吃，總是感覺吃不飽。經常這樣的飲食，身體就會一天天胖起來。

三、誘發多種慢性疾病

　　長期食用油脂包裹的食品，尤其是煎炸食品和香酥食品，人體的血脂就

可能上升，身體還會發胖。而當人肥胖的時候，各種慢性病都會窺視著你，時機一旦成熟，這些疾病就會傷害你的身體。經常食用含糖量較高的食品或者精緻澱粉，人體就很容易提前衰老，而且還會增加糖尿病的風險。

在西方國家有一個詞彙和「垃圾食品」一詞的含義相似，它就是「空能量食品」。也就是說，這類食品會讓人的體內聚積大量的脂肪，從而出現虛胖的狀況，而且它給人體提供蛋白質、維生素、礦物質和微量元素等營養成分少之又少，幾乎可以忽略不計。另外，長期食用這類食品，身體除了會虛胖，抵抗力還會下降，非常容易招惹疾病，這是因為體內沒有足夠的營養物質來滿足人體的各個系統正常工作的需求。

「垃圾食品」的危害

根據食物的做法不同，垃圾食物可以分為很多種，這些垃圾食物中沒有多少營養物質，對人體達不到營養作用，不僅如此，經常食用這些食物還會對人體造成一定的傷害。

那麼，這些食品都有哪些，又會對我們的身體造成什麼傷害呢？

一、油炸類食品

油炸食品可以給人體提供大量的能量，對於一般不需要太大活動量的人來說，這些能量不會被消耗掉，長期食用會導致肥胖；其中包含大量的氧化物質和油脂，長期食用會增加心血管疾病的患病風險；在煎炸食物的時候，食物會產生很多致癌物質。研究證明，長期食用油炸食品的人，罹患癌症的可能性要大於很少食用油炸食品的人。

第一章　什麼是「垃圾食品」

二、罐頭類食品

罐頭的種類很多，有水果罐頭、蔬菜罐頭、肉類罐頭等，但無論是哪一種，其中的營養成分被破壞得都非常嚴重，尤其是維生素，幾乎全部被破壞。此外，在罐頭食品中的蛋白質已經發生了變化，不能被人體很好的消化吸收，營養價值比一般食物要低很多。而且在水果罐頭中添加了大量的糖分，在進入人體後，會使血糖大幅度增高，加上胰臟的負擔，還會導致肥胖。

三、醃製食品

無論是自家醃製還是工廠醃製，在進行分醃製的過程中都要添加不少鹽分，這樣食物中就含有大量的鹽分，人在食用後，腎臟的工作就會超負荷，從而容易引發高血壓。而且，食物在容器中醃製的時候，會產生大量的亞硝胺，這種物質具有致癌性，長期食用，會增加鼻咽癌的患病機率。

另外，大量的鹽分會刺激胃腸道黏膜，導致胃腸疾病。

四、加工的肉類食品

在這類食品中含有亞硝酸鹽，所以經常食用可能會引發癌症。而其中的防腐劑、色素等添加劑，會使肝臟超負荷工作。此外，這類食品中還含有大量的鹽分，經常食用對腎臟和血管都有一定的不良影響。

五、肥肉和動物內臟類食物

這類食物屬於動物性食品，其中含有一定量的優質蛋白質、維生素等營養成分，但是其中的飽和脂肪酸、膽固醇含量很高，這兩種物質是引發心臟

病的兩個最重要的飲食因素。經常食用這類食物，會增加心血管疾病和多種癌症的患病機率。

六、奶油製品

奶油製品可以為人體提供大量的能量，但是其中所含有的營養成分卻不全面，主要成分是糖、脂肪。高脂肪、高糖分的食物會在胃中殘留，甚至還會使胃中的物質流入食道。如果空腹食用這類食品，這會出現嘔吐、燒心等症狀。

長期食用這類食品，還會導致肥胖，影響血糖和血脂。若是在飯前吃一塊蛋糕，還會出現食慾不振的狀況。

七、泡麵

泡麵是麵條經過蒸煮、油炸，並可能添加防腐劑、人工脂肪（注解：WHO 呼籲全球各國在 2023 年內，停用反式脂肪。衛生福利部食藥署宣布，從 2018 年 7 月 1 日起，食品都不能用不完全氫化油，即人工合成的脂肪。）等製成的，屬於高脂肪、高鹽食品，而且其中的維生素、礦物質等營養成分的含量非常低。經常食用泡麵，大量的鹽分會傷害到腎臟和血管，導致血壓升高；其中的人工脂肪會影響心臟、血管；其中的添加劑對人體也是百害而無一利。

八、燒烤類食品

燒烤類食品是由肉類經過燒烤而製成的，在燒製的過程中會產生苯並芘，這種物質的致癌性非常強，而這一點，已經足以讓人們對它產生

畏懼感。

九、冷凍甜點

冷凍甜點的種類非常多，包括冰棒、雪糕等，這類食品中含有大量的糖分，食用後會影響人的食慾；其中還含有大量的奶油，長期食用會造成肥胖。

十、蜜餞類食品

這類有些食物在製作的過程中會產生大量的亞硝酸鹽，進入人體後會與胺形成亞硝胺，這種物質具有致癌性；其中含有的香精、防腐劑等添加劑，進入人體後會傷害肝臟等器官；其中還含有大量的鹽分，會對人體的腎臟和血管造成傷害。

偽裝成健康食品的「垃圾食品」

食物對人來說是非常重要的，沒有食物，人就不能生存，但是在我們的周圍，卻經常出現垃圾食品。如今，隨著人們健康意識的提高，有很多垃圾食品都已經深深的印在人心中，比如炸雞腿、炸薯條等，然而，還有一些食品，它們打著「健康」的旗號，向人們推銷自己，而事實上它們也是對人體有害的垃圾食品。

那麼，有些偽健康商品都有哪些呢？讓我們來揭開它們的面紗：

一、綠茶飲料

眾所周知，綠茶對人體非常有益，其中含有茶多酚、抗氧化劑等成分，對人體心臟、血管、牙齒、眼睛等都有好處，還可以延緩皮膚衰老、防輻

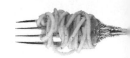

射、預防癌症。市面上有些綠茶飲料是由茶粉製作的，成分和綠茶相差無幾，但是在茶飲料中並不只是含有茶粉，還包含多種食品添加劑，比如防腐劑、糖精等，這樣綠茶的口感會更好，但是這樣的飲料並不能稱之為「健康飲品」，添加劑食用過多也對身體造成傷害。所以，我們千萬不要被廣告所矇騙，想喝綠茶，就自己泡，雖然口味微苦，但是健康安全。

二、加工優酪乳

牛奶在經過發酵後就會變成優酪乳，其中含有大量的維生素、鈣質和蛋白質。牛奶中含有乳糖，有些人在食用後會出現腹瀉等症狀，而將牛奶製成優酪乳的過程中，乳糖已經被分解了，對這類人而言，優酪乳是非常好的乳製品。但是在市面上又出現了各種添加了水果粒、穀物粒的優酪乳，看似優酪乳中的營養物質更加全面了，其實這樣的優酪乳非常不健康。因為添加到優酪乳中的水果是經過處理的，為了保持新鮮度，水果可能會加入防腐劑；為了增加口味，水果中會添加糖精、香精等。而果味優酪乳更是不能飲用，因為其中添加的並不是真正的果汁，而是香精調配出來的，否則水果香味也不會那麼濃烈。

如果想吃水果優酪乳，不妨購買一瓶普通優酪乳，自己添加水果，或者購買一臺優酪乳機，自己製作優酪乳，這樣不僅健康，還增加了生活樂趣。

三、披薩

人們對飲食是非常重視的，在義大利你就會發現這一點，披薩已經受到了法律保護，要求製作披薩的原料必須是全麥麵粉、橄欖油等，這樣的披薩非常健康。速食店在餐飲界的氾濫，有些速食店中的披薩在製作的過程中都

加入了一定量的防腐劑，有些還使用了罐頭水果、劣質的人工脂肪，甚至添加了大量的鹽分。這樣做出來的披薩就含有較高的鹽分和熱量，營養成分非常少。看起來蔬菜、水果、肉類一應俱全，實際上除了鹽分就是熱量，還存在有害物質。

事實上，速食只是為了豐富我們的日常生活，在平淡的飲食中，偶爾吃一次可以提高食慾，經常食用就會身體造成傷害。所以我們應該遠離這類食物，最健康、營養的食物在外面是找尋不到的，營養的選擇往往是家。

四、穀物即食早餐

穀物類食品對人體非常有益，包括小麥、燕麥、白米等，如果能在早上食用這些穀物就再好不過了。市面上有很多即食早餐，用開水沖一下或者倒在碗中就可以食用，非常方便，這些早餐有燕麥、麥片、堅果、果仁、糙米纖維粉等，不管從名字上來看，還是從主要原料上來看，穀物即食早餐都是人們非常好的選擇，特別是對於工作繁忙的上班族來說，省時省力是最好不過的了。但是，有些穀物即食早餐中並沒有足量穀物，取而代之的是澱粉、糖、食鹽、色素等物質，為了增加食品的保存期限，其中可能還含有大量的防腐劑，這樣一來，穀物即食早餐就是失去了營養的功效。

如果想吃到營養的穀物早餐，可以從超市中買些貨真價實的食物，在家中自己烹飪，不要貪圖方便。

有些食品其實並不太「垃圾」

放眼看看我們的周圍，有多少食物是真正的垃圾食品？事實上，除了有些加工零食，很多食物的本身並不是垃圾，只是經過我們的加工才變成了垃

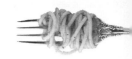

圾食物，比如油炸、醃製等，也有些是由於我們的吃法不正確變成了垃圾食物，比如空腹食用、食用太多等。

　　所以禁食「垃圾食品」是非常盲目的，現在讓我們來看看那些並不是特別垃圾的食物。

一、冷凍食品也有營養

　　當今社會，人們的生活節奏越來越快，甚至沒有時間做飯，而冷凍水餃在這種情況下就成了上班族的選擇。但是有不少人擔心冷凍食品沒有營養。營養專家認為，有些生產冷凍水餃的正規企業在生產水餃的過程中是非常衛生的，而且肉餡也是經過搭配的，比如肥肉放多少，瘦肉放多少，甚至還會對餡中的蔬菜進行稱重，以達到最好的口感。所以，冷凍水餃不僅美味可口，營養也是全面的，只要不是天天吃，對身體是沒有危害的。

二、有些冤枉的泡麵

　　泡麵是為了人們的方便而生產的麵食，在包裝袋上並沒有標明「不能與其他食物搭配食用」，如果因為你的「不會吃」，而認為泡麵絕不能吃，那麼，就太冤枉泡麵了。食用泡麵的正確方法應該是先選購非油炸的產品，然後在煮製的時候放入充足的蔬菜等配料，這樣一來，不僅將泡麵中的有害物質消滅了一些，還避免了人體營養失衡。但是不要經常食用泡麵，畢竟其中含有很多添加劑。

三、火鍋不是不能吃

　　很多人都喜歡吃火鍋，可是吃得越多，就越擔心它會變成體內的垃圾，

其實只要你的吃法正確，這些營養物質就不會變成垃圾。如果你一個人吃了很多盤肉片，那麼，熱量就會過高，不僅會導致肥胖，還會引發諸多「富貴病」。正確吃火鍋的方法應該是適量吃肉，多吃蔬菜，麵食，並選擇清淡的調味料，火鍋湯底也盡量選擇清鍋。這樣吃火鍋，不僅使身體攝取了全面、豐富的營養物質，還避免了很多疾病的發生。

四、鐵板燒烤才健康

烤肉的風味非常獨特，是其他事物代替不了的，但是它卻被公認為垃圾食品，因為在烤肉中存在著大量的有害物質，包括致癌物，但是這些有害物質有的是來自沒有完全燃燒的煤炭，為了減少有害物質，我們可以選擇鐵板燒烤，在烤之前最好在上面塗抹一些番茄醬，這樣能夠將有害物質降到最小。

五、不必過多畏懼紅肉

對於很多想要瘦身的女士來說，肉類就是垃圾食物，其實，如果你吃對了肉，還可以協助你減肥。這種肉就是紅肉，因為紅肉中含有大量的鐵質和蛋白質，在人體內部容易被消化。從另一個角度來看，食用紅肉不容易產生飢餓感，這樣可以避免在餐後食用其他食物。

六、冰淇淋可以適量吃

在冰淇淋中含有奶油，食用太多會導致肥胖，只要每天吃一點點是不會對身體造成影響。當然，一定要控制好食用量。

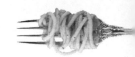

七、漢堡搭配纖維食品更健康

一個漢堡包括一層起司、一層肉排、一兩片蔬菜，還有兩片麵包，僅僅只看乳酪和肉排，漢堡的熱量就已經超標了，如果只是單純的吃漢堡，那麼，身體肯定會攝取過多的熱量。但是如果在吃漢堡之前攝取一些纖維質，那麼，就可以避免這種狀況出現，比如吃漢堡之前吃一根玉米。營養專家表明，纖維質在進入人體後需要一定的消化時間，這樣人體就不會很快產生飢餓感，從而避免攝取過多的熱量。

第一章　什麼是「垃圾食品」

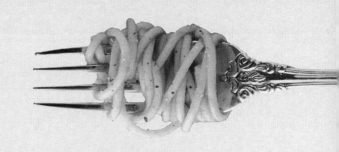

第二章

食物的「垃圾」烹法

炸 —— 菜餚營養素流失了

　　油炸食品在我們的日常飲食中是倍受「寵愛」的。不管是家裡做飯還是出去吃，我們總是對油炸的烹飪方法很熱衷，但是對於油炸食品的危害卻了解不多。其實食材本身可能是營養豐富的，具有很高的利用價值，但是經過油炸之後對身體的危害就會非常大，經常食用的話就很有可能引發各種疾病。那麼油炸後的食品究竟會對人體造成哪些傷害呢？

一、導致心腦血管疾病

　　研究顯示，世界上有 30% 以上的心臟病都和平時食用的油炸食品有著密切的關係，而這項研究也提醒了我們應該對油炸食品予以重視。雖然大部分人都非常喜歡食用這類食品，但是它卻給我們帶來了健康危害。

　　除此之外，研究還發現，油炸食品中的反式脂肪含量很高，而反式脂肪攝取的量過高，就會誘發心臟病猝死。因為在油炸食品中的反式脂肪會阻塞你的血管，導致血栓的形成，還會讓你的血管彈性減弱，使血管壁變得很脆，當血栓達到一定量時就很可能出現血管破裂的情況，近而導致心腦血管出血、中風等意外的發生。

二、引發癌症

　　油炸食品的還有一定的致癌性。現如今，癌症已經成為人類最大的殺手，很多人都會談「癌」色變，而導致癌症出現的原因卻有些出人意料，我們日常生活中最喜愛吃的油炸食品竟然就是癌症的誘因。可能你不相信，吃點薯條難道就會罹患癌症嗎？當然不會這麼快，但如果長期食用油炸食品，致癌物質就會在體內累積，達到一定的量之後就會出現癌症。有研究發現，

長期食用油炸食品的人罹患癌症的機率要比不吃油炸食品的人高很多。

　　那麼油炸食品為什麼會有致癌性呢？油脂在經過反覆高溫加熱後，不飽和脂肪酸就會產生毒性較強的聚合物，具有致癌性。此外，有不少油炸食品為了保持新鮮度會添加一些亞硝酸鹽，如果經常大量進食這類食品就會有致癌的可能。

三、增加腸胃負擔

　　我們每天都會透過食物攝取營養物質，而油脂類是最難被消化的，比如炸雞腿、炸魚排等油炸食物。雖然這類食品能夠讓人獲得短暫的飽足感，但是其中所含的大量油脂和熱量會嚴重威脅到人體健康。而且這類食物是很難消化的，長期食用就會給我們的腸胃造成沉重的負擔。

　　一般情況下，我們平時所吃的油炸食品都是有一定硬度的，經常食用，很有可能會損傷到我們的腸胃，若是在其中加入了過量的鹽還會直接刺激到我們的腸胃黏膜，進而導致潰瘍。如果你每次吃油炸食物後都會出現胃腸不適，那麼就表示你的腸胃功能已經受到損害了，要盡早的進行治療。

四、導致智力下降

　　豆漿、油條是多數人的早餐，但是為了保證油條更加的蓬鬆、酥脆，有些人會在製作油條的時候在其中添加一些膨鬆劑，膨鬆劑中含有硫酸鋁鉀或硫酸鋁銨，這些成分對人體健康十分不利，尤其是對大腦的損害更為嚴重。

　　研究顯示，若是一個人經常大量攝取膨鬆劑，腦組織就會受到傷害，從而增加老年性痴呆症的患病機率。並且高溫會導致麵粉中的 B 群維生素流失，要知道，這種維生素具有預防老年痴呆的作用。

第二章　食物的「垃圾」烹法

　　經常食用這類食品對人體的傷害是比較大的，所以在日常飲食中，我們應該盡量減少使用這種烹飪方法，將食品生吃或進行蒸、煮等健康的烹調方法後進行食用。

　　不管是高蛋白、高脂肪的食物，還是高碳水化合物的食物，經過油炸之後都會導致其營養成分降低，我們將這些食物吃進去之後對身體來說沒有任何意義。食物在處於這種狀態時，不能夠被叫做垃圾，只能說你在做白工；但是這些食物並不是損失去營養成分這麼簡單，還會產生很多對身體有毒有害的物質，拋開自身體質狀況來說，即使吃這類食物的人的都是健康的人，長期的攝取這類食物就相當於攝取有毒有害的物質，怎麼可能不生病呢？

　　就因為這樣，我們才將這類食物稱作垃圾食品，所以，如果我們不將食品經過「炸」這種「垃圾」烹調法，就仍舊能從食品中獲取我們所需的營養物質。

烤 —— 害處多到數不清

　　在炎熱的夏季，我們時常可以看到街邊一個又一個的燒烤小攤位熱門的經營著。雖然很多人都知道燒烤對身體的危害，但始終抵抗不了誘惑，享受烤肉的美味。

　　那麼，烤肉是透過什麼途後來影響人的身體健康的呢？當我們在烤肉的時候，溫度可能會很高，蛋白質在這種高溫的環境中會很容易會產生致癌物質。肉烤得越熟，時間越久，致癌物質就越多。等到肉被烤焦時，溫度已經升至300℃，肉中的脂肪會釋放出苯並芘類致癌物質。經常食用這樣的燒烤就會使體內聚積大量的致癌物質，從而增加罹患癌症的機率。

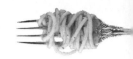

　　但是美國有關部門認為，烤肉前在肉的表面刷上一層烤肉調味料，可以減少在烤製過程中產生的致癌物。在美國的烤肉調味料中，通常會有檸檬汁、番茄醬等物質，而酸性的條件和還原性物質可以抑制致癌物質生成。而且，組成烤肉調味料的食材本身可以達到抗癌的效果，這在一定程度上也降低了人體攝取致癌物質的量。此外，在烤肉調味料中往往還會含有澱粉、醣類等物質，在烤製的過程中，這些物質首先會受熱，避免肉突然受到高溫而產生大量的致癌物質。

　　我們在食用烤肉時也會出現一些盲點，比如：邊吃燒烤邊喝啤酒。啤酒是很多人在夏季非常喜愛的飲料，不僅清涼爽口，其中還含有大量的胺基酸和維生素。但是如果在吃烤肉的同時飲用啤酒，就會對人體產生傷害。在燒烤的食物中含有苯並芘等物質，而過量飲酒會導致血鉛含量增高，當吃燒烤大量飲酒時，苯並芘等物質就會與血鉛相互作用，從而引發消化道疾病。

　　此外，在吃燒烤的同時還不能喝可樂。可樂和烤肉在單獨食用的情況下，只要適量，對身體幾乎是沒有傷害的，但是這種食物如果在一起食用，可樂中的咖啡因就會使烤肉中的碳離子變得活躍，從而影響了胺基酸的鍵的正常連結，這樣的現象很有可能會導致骨癌。雖然這其中的原理還沒有被人們所弄清，但是這一現象會造成體內的鈣離子無法結合，從而導致體內缺鈣。

高溫炒菜 ──「燒」出致癌物

　　很多人在炒菜的時候，都會等油冒煙後才開始放蔥、薑等調味料，因為冒煙對他們來說是一種信號，說明油溫已經足夠高了。其實，這樣的烹飪方式是非常不正確的。高溫烹飪對人體的健康十分不利。

第二章　食物的「垃圾」烹法

　　有些為了人追求菜的口感，會等油溫燒得很高時，才將菜放入鍋中，這樣炒出來的菜非常脆嫩可口。但是，經過高溫烹飪出來的食物不僅會使營養成分會大大損失，還會使人體健康受到威脅。食用油可以達到的最高溫度為320℃，可是當油溫達到 200℃的時候，脂溶性維生素、水溶性維生素，以及多種脂肪酸都被破壞得殆盡了，可以說這時的食油已經沒有什麼營養了。此外，食油在很熱的環境中，會出現很多過氧化脂質，這種物質一旦進入人體，就會存在胃腸中破壞其他食物中的維生素，妨礙人體吸收蛋白質和胺基酸。如果人體經常攝取這種物質，它就會在體內逐漸累積起來，對人體的代謝酶系統造成不良影響，讓人提前出現衰老的跡象。

　　此外，我們在日常生活中所使用的烹飪油除了動物油就是植物油，它們的組成成分都是脂肪酸和甘油。動物油在 45℃左右的時候會融化，而植物油在不足 37℃的時候就會融化。當油溫升至一定程度後，食油中的甘油就會釋放出丙烯醛，油溫過高時所冒出的煙就有這種物質。它從甘油中釋放出來後，會刺激人體的呼吸道、消化道等，導致咳嗽、頭暈、流淚等症狀。如果這種物質進入人體中，就會對細胞造成影響，引發心腦血管或消化道疾病，甚致癌症。這樣看來，高溫烹調對人體的健康損害真的很大。

　　所以，我們在烹飪的時候應該注意，不要等油溫過高時才放入食物，但是油溫過低不僅會影響食物的口感，還會影響食物的營養。因此，我們在烹飪的時候，一定要注意控制油溫。該用多大強度的火就用多大強度的火。尤其是在煎炸食物的時候，火猛，油溫高，食物就會外焦內生；火小，油溫低，食物表面的澱粉或者麵粉就會鬆散，炸熟後得不到想要的鬆脆口感。通常情況下，我們在炒菜的時候，把油溫燒至七分熱，就可以放菜了。

　　那麼，在烹飪的過程中，我們應該怎樣控制油溫的高低呢？方法有三：

一、先熱鍋

在炒菜前,先把油鍋燒熱,然後再倒入適量的食油,當油的表面出現紋理後,就可以放菜了。

二、在食油中放蔥花

往鍋中倒入一些食油,然後在其中放入一些蔥花,當蔥花開始變黃時,就可以放菜了。如果蔥花出現了焦糊的現象,就說明油溫已經太高了。

三、觀察油面

在鍋中倒入一些食油,等到食油的表面翻滾起來,就可以放菜了。這個時候的油溫在 150℃左右,這個溫度是比較合適的。

剩菜回鍋 ── 美食變毒物

剩菜可能是每個家庭在日常生活中都不可避免的。通常來說,大部分家庭都會對這些剩菜重複多次的進行加熱,直到菜被吃光才停止。對剩菜重複加熱,為了延長飯菜的保存期限,但是醫學證明,這樣的做法並不能阻止飯菜變質,這是因為有些毒素在高溫的環境中也不能被消滅。

一般來說,在高溫環境中的食物,在很短的時間內就會變得很衛生,很多細菌、病毒、蟲卵都被殺死了。可是如果食物的細菌產生了病毒,那麼這些毒素在高溫的環境中是消失不了的。不僅如此,食物中的細菌還會瘋狂增多。這種食物一旦進入人體的胃部,在幾個小時後,人體就會感覺不適,出現噁心、嘔吐、上腹疼痛等症狀,但是體溫不會升高。有不少患者的

第二章　食物的「垃圾」烹法

症狀在兩天內就會得到了改善，但是也有人的病情出現了惡化，造成虛脫或者休克。

在所有的蔬菜中都含有一定含量的硝酸鹽，只是含量不同。事實上，硝酸鹽這種物質是沒有毒性的，但是蔬菜從菜園中運出後就一直受到各種細菌的侵襲，比如大腸桿菌，它會導致大量的亞硝酸鹽的出現。亞硝酸鹽是有毒物質，剩菜經過長時間的鹽漬會產生大量的這種物質，在不加熱的情況下，這種物質的毒性不是很強烈，但是一旦加熱，亞硝酸鹽的毒性就會加強，人在食用後，就可能導致中毒。

此外，剩菜在存放的時候，不論是放在櫃櫥中，還是冰箱中，都會受到附近環境的影響，滋生細菌，而且在某些菜中，由於烹飪不成熟，總是會存活一些致病微生物，如果飯菜在不經過加熱的情況下，也會容易發生一些疾病，比如葡萄球菌性食物中毒，這種疾病一般都發生在夏季。

不僅如此，有些蔬菜本身就具有一定的毒素，比如發芽的馬鈴薯，裡面含有茄鹼，這種毒素在高溫的環境中是無法被殺死的。所以，我們在做飯菜的時候盡量掌握好分量，不要讓飯菜有所剩餘。如果飯菜有剩餘，那麼，應該仔細保存並妥善處理。可是，我們應該怎樣處理這些剩菜剩飯呢？

當飯菜出現剩餘後，應該馬上將還有餘溫的飯菜放入冰箱中，通常冰箱內的溫度會在 4℃，這種溫度顯然是無法消滅細菌的，但是能夠有效阻止細菌進一步擴大規模。這是為什麼呢？因為細菌在 35℃ 左右的環境中是最「舒適」的，繁殖能力非常強，溫度稍高一些或者是稍低一些，都會影響細菌的繁殖能力。當溫度低於 10℃ 時，大部分細菌就會放慢滋生的速度，冰箱內的溫度一般都會在 4℃ 左右，所以細菌的成長速度會得到很好的控制。此外，飯菜在熱氣還沒散的情況下放進冰箱，還不會損失太多的營養。但是在

放進冰箱前，需要在上面罩上一層保鮮膜，這樣不僅可能避免食物之間互相感染，還可以保留了食物的水分，讓人們在食用剩菜的時候能夠品嘗到食物的原味。

另外，要盡量保證剩飯不過夜，早上的剩飯中午要吃完，中午的剩飯最好在晚上吃完。不要讓食物在冰箱中存放 6 小時以上。

用水煮魚 —— 不利健康

魚是非常有營養的食材。然而，有一種做法雖然以其獨特的味道吸引了大批擁護者，但卻是非常不健康的一種烹飪方式，那就是「水煮魚」。下面就從食品營養的角度來分析水煮魚為什麼不健康。

首先，水煮魚中含鹽量極高。正常人體每天對鹽的攝取量應為 3～5 克，但水煮魚中鹽的用來遠遠超出正常標準。攝取這麼多的鹽，就容易造成身體水分增加。而過多的水分如不能及時排出體外，會導致手腳發麻，體重增加。這也解釋了為什麼有些女性在經期食用水煮魚會加重水腫的情況，而且容易產生疲倦感。此外，吃太多水煮魚而造成的過量食鹽攝取還容易讓人產生緊張情緒、血壓升高，並影響血管的彈性。

其次，我們可以看到，無論哪裡的水煮魚都用了大量的油。先不要說這些油的品質很難保障，就是正規的食用油，一次攝取這麼多也是會有問題的。要知道，油中含有大量的熱量和脂肪，食用過量，人體便無法消耗掉，於是人體的脂肪含量就會隨之增加。實際上，每人每天攝取 30～50 克食用油脂（包括食物中的油脂含量）即可滿足肌體的需求，不宜攝取過多。而這一標準，遠遠低於吃一次水煮魚所攝取的油的量。更不要提經常吃了。此

第二章　食物的「垃圾」烹法

外，一鍋水煮魚在製作和食用過程中往往被反覆加熱，這個過程中會產生大量的有害物質。

第三，水煮魚往往有太多的辣椒。辣椒，是水煮魚的靈魂，是人們喜愛這道菜的主要原因。但吃水煮魚的快感往往伴隨的是過量辣椒攝取人體帶來的危害。首先，過多的辣椒素會劇烈刺激胃腸黏膜，使其高度充血、蠕動加快，引起胃痛、腹痛、腹瀉並使肛門燒灼刺疼，誘發胃腸疾病，促使痔瘡出血。其次，辣椒對消化道有強烈的刺激，嚴重的會使消化道出血，或者誘發潰瘍，還會造成大便乾燥。因此，凡罹患食道炎、胃腸炎、胃潰瘍以及痔瘡等病者，均應少吃或忌吃辣椒。此外，由於辣椒的性味是大辛大熱，所以有火眼、牙疼、喉痛、咳血、瘡癤等火熱病症，或陰虛火旺的高血壓、肺結核的患者，也應慎食。

第四，水煮魚味道過重。這是很多人喜歡這道菜的原因，但也因此帶來很多健康上的隱患。首先，水煮魚有濃重的麻辣口味，因而大大刺激了人的味覺神經，唾液、胃酸分泌增多，胃腸蠕動加速，使人興奮。這同時造成兩種結果，一是吃水煮魚的人往往會一起吃掉大量的米飯，這便會造成過多熱量的攝取，久而久之，很容易變胖；二是水煮魚過重的口味會使人的味覺疲勞，進而產生依賴感，越吃越上癮。這就是為什麼有些人會三不五時的吃一頓水煮魚的緣故。

透過以上分析，我們可以看出「水煮魚」這道流行菜餚有很多不健康的地方。實際上，我們還能看出，這些不健康不是「水煮魚」中的「魚」造成的，而是「水煮」造成的。「水煮」法，由於使用了過多的油、鹽，並經過高溫，是一種非常不健康的烹飪方式。偶爾嘗鮮尚可，但要注意以下幾點：

第一，別過量食用水煮魚，特別是那種三不五時變要來一盆的「上癮」

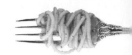

者更要注意適可而止。

第二，水煮魚是高蛋白、高熱量的食物，雖然天氣漸冷的季節吃一些高能量的食物有好處，但要注意搭配蔬菜、水果，免得造成維生素缺乏。

第三，因吃水煮魚而造成第二天排便不暢，那是因為太辣的緣故，這時最好多喝茶，如果有蘿蔔，可以吃一些來通氣。

第四，吃完水煮魚後的直接後果就是喉嚨疼、上火，因為這些食物主溼，易生痰、生熱。應該配合菊花茶化解一下，同時在冬季如果常吃水煮魚，每天至少喝 1,000 毫升的水來緩解一下火氣。

煲得太久 —— 湯也沒營養

在人生病的時候，通常會用湯來滋補身體，因此，煲湯是公認的非常養生的一種烹飪方式。但是大部分人都認為，煲湯的時間越長，湯的營養價值也就越高，所以，很多人在煲湯的時候都會選擇用文火慢慢煲，直到自己認為食材中的營養已經溶入湯中後，才肯盛出食用。但是這樣煲湯並沒有得到專家的認可，而有些研究顯示，煲湯時間略長一些可以讓食材中的營養得到更好的釋放，但是時間過長，其中的營養成分就會受到影響。

在煲湯的時候，人們通常都會選擇肉類等高蛋白食物，而科學研究顯示，蛋白質中的大部分組成成分都是胺基酸類，胺基酸長時間處於加熱的環境中，會受到破壞，從而大大降低湯的營養價值，與此同時，食材的原本味道也會受到影響。此外，食材中的維生素長時間在高溫的環境中，也會受到一定的影響，特別是維生素 C，加熱時很容易被破壞，20 分鐘左右的持續高溫就會讓其消失殆盡。在視覺和心理上，人們會感覺湯煲得久一些，湯品會

第二章　食物的「垃圾」烹法

更濃厚，其實湯中的很多營養物質不是被破壞了，就是被蒸發掉了。

那麼，湯需要煲多長時間呢？經過研究證明，肉類湯最好煲一個小時到一個半小時，掌握住這個時段，煲出的湯營養價值是比較高的，時間再長一些，營養就會逐漸減少。對於魚湯，煲的時間不能這麼長，只要發現湯色變白就可以了。如果在湯中加入了滋補藥材，那麼煲 40 分鐘左右就可以了。因為有些藥材經過長時間的熬煮後，滋補價值會大大降低。

如果想把蔬菜放入湯中，那麼，一定要等湯煲好後再放，以免維生素大量流失。想讓湯煲得更加美味，可以參考以下幾個小方法：

1. 在煲肉湯前，把肉放在沸水中煮一下，以達到去除血水、部分脂肪的目的，煲出來會清淡一些。此外，在煲湯的時候，先用大火把湯煮沸，然後再用小火慢慢煲，最後再用大火煲一下，這樣一來，湯水就如奶汁般濃郁了。

2. 在煲魚湯前，先用食用油將魚的兩個側面煎炸一下，然後再放入煲湯容器中，這樣在煲魚湯過程中就可以避免魚肉破碎了。在煲湯時，水的加入量要加足，不要在煲湯過程中添加清水，這樣可以維持湯的口感。

3. 在煲湯時，不要用熱水煲，這樣蛋白質會容易凝固，而且還會影響食物的口感。

4. 煲湯的器皿盡量使用品質較好的砂鍋，劣質砂鍋含有重金屬，在煲湯時會溶入到湯中，對人體造成危害。

5. 在煲湯的時候，最好不要添加多餘的調味料，可以放些薑片。如果想品嘗食物的原味，只要在湯中放些食材就可以了。此外，鹽一定要等到湯煲好後再放，否則就會影響蛋白質和湯的味道。

6. 如果覺得湯很油膩，可以先把湯晾涼，然後將湯表面的油除去，再放到火上煲一下就可以了。

7. 在煲湯的過程中，不要太早放醬油，這樣很容易讓湯變味，還會影響湯的色澤。

8. 在煲湯的時候，要注意控制溫度，不要讓湯劇烈翻滾起來，以免湯變渾濁。

第二章　食物的「垃圾」烹法

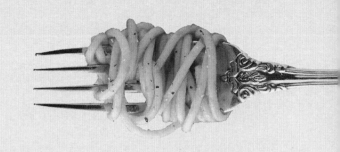

第三章

食物的「垃圾」調法

放糖不講究 —— 營養變垃圾

　　和鹽一樣，糖也是我們平時烹飪中用到的最基本的一種調味品。炒菜、熬粥、製作點心和小吃，樣樣都用到它。不過，糖中有很高的熱量，它既是人體急需能量時最關鍵的補充物，也是導致現代人肥胖的一大罪魁禍首。研究表明，高糖食物可增加患心臟病的風險。尤其是兒童，更不能吃太多的甜食、喝過量的含糖飲料，否則會影響正常進食時的胃口，影響生長發育。

　　此外，吃糖不僅要適量。而且，這普普通通的放糖其實也大有講究，食糖種類很多，方法各異。如若選擇不當，或是添加時機有問題，就會造成營養的浪費甚至危害人體健康。首先我們來認識一下糖的種類。

食糖的種類和特點

　　按顏色分，食糖可分白糖、紅糖和黃糖。顏色深淺不同，是因為製糖過程中除雜質的程度不一樣，白糖是精緻糖，純度一般在 99% 以上；黃糖則含有少量礦物質及有機物，因此帶有顏色；紅糖則是未經精緻的粗糖，顏色很深。

　　根據顆粒的大小，食糖又可分為白砂糖、綿白糖、方糖、冰糖等：

· **白砂糖**：蔗糖含量高，顆粒大小差不多、糖質堅硬、鬆散乾燥、無雜質，是食糖中含蔗糖最多、純度最高的品種，也是較易儲存的食糖。

· **綿白糖**：材質綿軟、細膩，結晶顆粒細小，並在生產過程中噴入一些轉化糖漿。其含有水分較多，外觀材質綿軟、潮潤，入口溶化快，適宜於直接灑、蘸食物和點心，因其含水量高而不易保管，最好加工成小包裝。

· **冰糖**：是以白砂糖為原料，經加水溶解、除雜、清汁、蒸發、濃縮後冷卻結晶製成，冰糖還有祛火的功效，是入肝和肺經的優良產品。

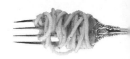

- **方糖**：也叫白方糖，亦稱半方糖，是用結晶粒精緻砂糖為原料壓製成的半方塊狀（即立方體的一半）。方糖的特點是品質純淨，潔白而有光澤，糖果稜角完整，有適當的牢固度，不易碎裂，但在水中溶解快速，溶液清淅透明。

如果比較各種食糖的甜度和口感，結果會讓很多人吃驚：純度高的白糖反而不及紅糖甜。不過，白糖的甜味比較純。一般而言，白糖、黃糖適合加在咖啡或紅茶中調味，黃糖也常被用於烹調菜餚時調味。紅糖有特殊的糖蜜味，適於煮紅豆湯、製作豆沙、蒸甜年糕等。冰糖的口感更清甜，多用於製作燒、煨類菜餚和羹湯，如冰糖銀耳、冰糖肘子、冰糖兔塊等。冰糖除了使菜餚具有特殊風味外，還能增加菜餚的光澤。冰糖性溫，有止咳化痰的功效，廣泛用於食品和醫藥行業生產的高檔補品和保健品。老人含冰糖還可以緩解口乾舌燥症狀。

食用砂糖製作糕點，不光可以讓糕點味道香甜，更可以使糕點蓬鬆柔軟，蛋糕就是最好的例子。炒雞蛋時加點糖，也可以使蛋更嫩滑。此外，和鹽一樣，糖也可以延長食物的保存期限，例如蜜餞與果醬。

還用不用喝紅糖水？

現代社會，普通人很少有人吃不飽飯了，相對於飢餓，人們更擔心的是肥胖。因此，人們已經越來越認識到高糖食物對健康可能造成的危害。因而盡可能減少日常生活中紅糖的攝取。不過歷來提倡女性應該多喝紅糖水，這個還對不對呢？其實，之所以要喝紅糖水，是因為紅糖精煉程度不高，保留較多的維生素及礦物質，每 100 克紅糖含鈣 90 毫克、含鐵 4 毫克，約為白糖、黃糖的 3 倍，還含有大量的核黃素（維生素 B2）和胡蘿蔔素。《本草綱目》記載，紅糖性味溫，有化瘀生津、散寒活血、暖胃健脾、緩解疼痛的功

第三章　食物的「垃圾」調法

效。傳統有產婦喝紅糖水補血的習俗。而且,天寒受涼或渾身被雨淋溼,喝碗生薑紅糖水,可預防感冒。不過,我們應該注意到,傳統膳食中鐵來源於植物性食物,吸收利用差,婦女,尤其是孕婦貧血發病率高,紅糖中的鐵無疑是很好的補充,這在動物性食物不豐富的年代尤其重要。現在,膳食中鐵含量高的動物性食物豐富,喝不喝紅糖水已經沒有那麼重要了。所以說,喝不喝紅糖水更多的應該看其他食物的攝取,如果已經吃了很多富含鐵的動物性食物,又為了補鐵而喝了很多紅糖水,那麼不僅沒有補鐵意義,還有攝取能量過剩的隱患。

吃糖的一點竅門

　　現代人幾乎都認識到了吃糖過多的危害。但由於我們的身體與幾萬年前人類經常忍飢挨餓時代的別無二致,所以我們還是本能的酷愛甜食。面對巧克力、霜淇淋、各種糕點的誘惑,想說「不」實在太困難了,這裡吃糖的幾個竅門。首先,和鹽不一樣,自然界不只有糖才有甜味,所以實在忍不住想吃甜的又不能多吃糖的人可以用阿斯巴甜等健康的甜味劑來代替。不過需要注意的是,阿斯巴甜雖然現在在世界上被權威機構公認為是安全的,但仍有些實驗表明長期服用可能對人體有不利影響,因此也要適量。另外,炒菜時,放糖順序也是有講究的,應先加糖,隨後是食鹽、醋、醬油、最後是味精。如果順序顛倒,先放了食鹽,便會阻礙糖的擴散,因為食鹽有脫水作用,會促使蛋白質的凝固,使食物的表面發硬且有韌性,糖的甜味滲入便很困難。

放鹽隨意 ── 得病容易

放鹽的量

世界衛生組織建議：一般人群每日食鹽量為 6 ～ 8 克。居民膳食指南每人每日食鹽量應少於 6 克。對於有輕度高血壓者，美國關於營養和人類需要委員會建議應控制在 4 克，這個標準對罹患有心腦血管病者也是適宜的。那麼每日食鹽的攝取量如何計算呢？

下面介紹一個粗略估算的計算方法。你買 500 克食鹽後，先記一下購買的日期，當這 500 克食鹽吃完後，再記下日期，那麼你就知道這 500 克食鹽吃了多少天，用所吃鹽量除以吃鹽的天數，再除以家中就餐人數，就可得出人均粗略的食鹽攝取量。另外還要注意一個問題，就是醬油也是我們膳食中的另一主要來源。所以在計算食鹽量時，也應加上透過醬油所攝取的食鹽量，計算方法同上。但要說明一點，醬油中食鹽含量為 18% 左右，所以要乘以 18%，即得出每人平均透過食用醬油攝取的食鹽量。將此量加上食鹽量，便是你家中每人日均的食鹽量。

但是有的朋友說了，我就是口味重，改不掉。怎麼辦？這裡推薦兩個竅門：

· **以酸代鹽**：為了避免多鹽而不影響菜的味道，嘗試借助甜、酸來調劑食物的味道，同樣能刺激食慾。

· **邊嘗邊加鹽**：炒菜不要憑感覺放鹽，最好嘗一下菜味，確認太淡再加鹽，但每一次都只加一點點，邊嘗邊加。這種方法能讓你的味蕾對鹹味敏感起來，從而慢慢改變你的口味。

第三章　食物的「垃圾」調法

放鹽的時機

很多人都知道，放鹽應該在炒菜最後放，而不是開始。這種說法有道理嗎？實際上，有研究發現，炒蔬菜時早加鹽會增加水溶性維生素的損失。主食中加鹽，則會升高血糖反應。同時，鹽是一種氧化強化劑。拿魚肉為例，研究發現，加入食鹽醃製、烹調都會促進魚肉脂肪氧化，脂肪氧化可產生一些聚合物，而這些聚合物對人體健康是有害的。至於那些先加鹽的肉類，脂肪氧化可能更嚴重。

那什麼時候放鹽最好？這裡介紹個竅門：用豆油或者菜籽油做菜，為減少蔬菜中維生素的損失，不妨在炒過菜後放鹽。用花生油做菜，由於花生油極易被黃麴黴菌汙染，從而含有一定量的黃麴黴菌毒素，故應先放鹽炸鍋。這樣可以大大減少黃麴黴菌毒素的產生。用葷油做菜，可先放一半鹽，以去除葷油中有機氯農藥的殘留量，而後做菜中間再加入另一半鹽，以盡量減少鹽對營養素的破壞。在炒做肉類菜餚時，為使肉類炒得嫩，在炒至八分熟時放鹽最好。

關於碘鹽的爭論一：碘鹽到底好不好

為解決廣泛存在的碘缺乏問題，世界衛生組織呼籲全民食鹽加碘。從1995 年起，開始實施全民食鹽加碘。

碘，是人體必須的微量元素，碘攝取不足會導致碘缺乏病，英文簡稱IDD，症狀主要有甲狀腺腫大、流產、嬰幼兒及青少年發育遲緩等。其中最為人們所熟知的是所謂「大脖子病」。而事實上，缺碘還能引起其他嚴重的疾病。

據專家介紹，碘缺乏病對智力的損害才是最大的危害。如果孕婦缺碘，

不但會導致流產、早產、死胎或胎兒先天畸形，更重要的是，會嚴重影響胎兒大腦的正常發育，而且危害一旦形成，後期再補碘也已經於事無補了。

然而，碘的作用雖然很大，但也不是說所有人群都應該補很多碘。就像是一把雙刃劍，它在能夠預防上述疾病的同時，如果過量食用，同樣能夠帶來一定的副作用。

有專家就指出，對於那些患有甲狀腺腫瘤、甲亢等甲狀腺系統疾病的患者或有家族遺傳室的人群來說，就要控制好含碘食物的攝取量。同時，還可以透過自己加工無碘鹽的方法將碘鹽中的碘成分去掉，其方法也很簡單，就是先將碘鹽撒入鍋中，在火上加熱約五分鐘後，食鹽中的碘便會充分發揮出去。

比起單純爭論加碘鹽到底好還是不好，我們更應該注意的是哪些地方缺碘、哪些地方不缺；哪些人需要多補、哪些人需要微補、哪些人不用補。根據不同地域制定出不同的碘含量標準才是更加客觀和細緻的做法。

關於碘鹽的爭論二：是否應該由民眾自己選擇加碘鹽

事實上，在市面上同時供應碘鹽和無碘鹽的做法早已被很多國家和地區廣泛使用。如法國、義大利等阿爾卑斯山區曾廣泛流行碘缺乏病，在多年推行碘鹽之後，如今碘缺乏病已得到基本控制，因此義大利、法國、德國、西班牙等歐洲國家以及美國、加拿大等國家，食鹽銷售部門都會為消費者提供加碘鹽和非加碘鹽兩個品種，有的地方還為民眾提供詳細的食用方法，使人們能夠根據自身情況自由選擇。

一些專家曾表示，強制實行全民食用碘鹽的國家很少，大多數國家還是在市面上同時供應無碘鹽和碘鹽，讓群眾自由選擇。

第三章　食物的「垃圾」調法

有媒體報導，在已開發國家和地區的家庭碘鹽食用率只有 53%，低於全球水準的 70%，但那裡的碘缺乏病卻遠遠低於亞洲、非洲等發展中國家。由此可見，隨著經濟社會的不斷發展，讓民眾在知情的前提下進行自由選擇，是防治碘缺乏病的有力手段。

因此也有一些學者認為，如果百姓能夠及時了解碘缺乏、碘過量的危害，並讓百姓自己擁有選擇碘鹽或無碘鹽的權利，或許才是一種科學的態度。

味精多 ── 神經亂

大多數家庭在烹飪菜餚的時候都會多多少少放些味精，因為味精可以讓菜餚更加鮮美，讓人的食慾大增。可是這種看似功能強大又安全的「寶貝」，食用過多對人體也會有不好的影響。

經研究發現，味精是絕對安全的，沒有毒性。可是安全是建立在一定的基礎之上的，適當食用不僅可以增加菜餚的風味，還能夠保證人體安全；過量食用就會對人體造成一定的傷害。究竟會有哪些傷害呢？

經過調查發現，在經常過量味精的人群中約有三成的人都出現了貪睡、急躁等現象。味精中含有麩胺酸鈉，進入人體後，會經過消化產生谷胺基酸，這種物質進入腦組織後會在酶的作用下，變成一種抑制性的神經傳導物質。因此，人在過量食用味精後，身體中的神經功能就會受到抑制，從而讓人產生頭暈目眩、貪睡、急躁、痙攣等症狀，甚至還會造成肌肉無力、骨頭疼痛。此外，這些抑制性神經遞質在量多的情況下還會阻礙下丘腦分泌、釋放激素，影響骨骼發育，對青少年的身體發育有很大的影響。

　　而且，一旦一次性食用了過多的味精，就會感到口渴難耐，長期過量食用，就會經常出現這種感覺。因為在味精中含有一定量的鈉，經常過多食用味精，過量很可能會引發高血壓，特別是老年人。老年人的身體對鈉非常敏感，因此，患有水腫、腎臟疾病、高血壓等疾病的老年人食用味精時應該謹慎一些。

　　味精食用過多不僅會抑制神經功能，還會對人體內的礦物質的利用產生影響。當微量的味精進入人體後，血液中的谷胺基酸濃度就會變高，妨礙人體利用鈣、鎂等礦物質。特別是谷胺基酸能夠和血液中的鋅相互作用，變成一種人體不能吸收利用的物質排出體外，長久下來，人體就會逐漸出現缺鋅的症狀。這一點對嬰兒和兒童的生長發育影響最大，因為嬰幼兒的身體發育和智力成長都離不開鋅。所以，嬰幼兒更應該少攝取味精。

　　此外，經常大量攝食味精，會影響視網膜，視力模糊，對味精敏感的人甚至還會發生失明。所以，我們在日常飲食中，不能只追求菜餚的鮮美，在炒菜、煲湯的時候應該少添加一些味精，有些時候，原汁原味的食物才是最美味的，而且對身體有益。

　　過量食用味精對身體有損害，那麼，我們應該怎樣在具體烹飪中使用味精呢？

一、高湯烹飪，不放味精

　　在菜餚中添加味精的主要作用就是增加食物的鮮味，而高湯自身就具備鮮的味道，在這種情況下使用味精，不僅不會增強高湯的鮮味，還會讓菜餚的口味變得奇怪。

二、烹飪酸性強的菜餚，不放味精

味精在酸性的菜餚中不容易溶解，發揮出提鮮的作用，而且酸性越強，味精的提鮮效果越不明顯，比如往糖醋魚中添加味精。

三、菜餚中含鹼性食物，不放味精

味精在和鹼性物質相遇時，會發生化學反應，生成具有臭味的物質，從而破壞菜餚的口味。

四、掌控好味精的投放量

味精在添加過多的時候，不僅不會讓菜餚味道更加鮮美，還會讓食物產生苦澀的味道，所以，每次投放味精的量不要高於 0.5 克。

五、菜餚即將出鍋時放味精

在加熱的情況下，味精會產生焦谷胺酸鈉，這種物質具有一定的毒性，直接對人體造成傷害。

多油 —— 慢性病的誘因

很多人在炒菜的時候就會放很多的食用油，毫無疑問，這樣可以讓菜餚更加美味。但是經常用過量的食用油炒菜對健康真的沒有影響嗎？

為什麼說過量食用油脂是非常可怕的呢？因為食用油過量已經不只是飲食習慣的問題了，經常用大量的食用油烹調食物，會危害我們的身體金康，肥胖症、高血脂、高血壓等病症都會找上來，甚至還會導致癌症。那麼，過

量食用油脂究竟會對人體產生哪些危害呢？

一、導致肥胖

　　在日常生活中，我們所食用的食品都含有一定的熱量，但是油脂中的熱量最高。若是一個人每日多食用 15 克油，30 天後，體重就會增加 600 克左右，時間長了，體重就會增加更多。不僅外表會受到影響，還會間接引發高血脂、高血壓、冠心病等一系列疾病。

二、易患心臟病、腦中風

　　經常過量食用油脂，人體血液中的膽固醇和脂肪酸就會增多，當膽固醇和脂肪酸多到一定程度時，就會聚積在血管中，導致動脈硬化，甚至引發血栓。出現血栓就會增加心臟的患病機率。當血栓堵在心血管中時，就會引發心臟病；當血栓堵在腦血管中時，就會引發腦中風。

三、引發癌症

　　經常食用過量的油脂，就會增加多種癌症的患病風險，比如乳癌、大腸癌等。人體攝取過多的油脂，會促進膽汁的分泌。但是，當油脂進入結腸後，部分膽汁就會在有害菌的作用下轉變成具有致癌作用的物質，長期如此，就有可能引發大腸癌。

　　女性體內的雌激素比男性的要高，所以更加容易罹患乳腺癌。而大量使用油脂會造成肥胖，體內的磁性激素也會更高。所以多食用油脂會增加女性乳腺癌的患病概率。

　　在醫學上還沒有證實過量食用油脂會導致前列腺癌，但是根據一項研究

第三章　食物的「垃圾」調法

顯示，常年生活在美國的日本人比日本本土居民罹患前列腺癌的概率要高。專家認為，這與他們總吃高脂肪食物息息相關。

　　這樣看來，過量用油確實會帶給我們的身體帶來很多傷害，那麼我們在日常飲食中，應該如何避免食用過多的油呢？

（一）　加大宣傳力度，讓每個人都清楚的知道過量用油的危害，讓人們樹立起健康用油的信念，從而避免食用過量的油。

（二）　盡量使用不耗油的烹飪工具，比如不沾鍋、電烤箱，這樣就可以減少食用油的使用量了。

（三）　盡量使用不耗油的烹任方法，比如蒸、煮、涮、涼拌，最好不用炸、煎、爆炒等對油需求大的烹飪方式。

（四）　最好使用有刻度的容器來盛放食用油，然後計算出全家一天需要使用多少油，再按照計算結果來放油。

（五）　按照每人每天食用 25 克油來計算每桶油可供全家食用多久，然後從量上加以控制。比如 5 升食用油，三個人需要食用兩個月。

（六）　盡量在家用餐，因為外面餐館在烹飪菜餚的時候經常會放過量的油。

　　除以上方法外，我們在烹飪的時候還應該注意煎炸過食物的油脂不要反覆使用，最多可以用三次。此外，在每次炒菜後，都應該把油瓶蓋擰好，還要注意油瓶要放在陰涼的地方。

喜食辛辣 —— 腸胃遭殃

　　很多人都喜歡在烹調飯菜時候加入一些辣椒，這樣可以增強食慾，讓自己的心情更加舒暢。可醫學研究表明，大量攝食辛辣食物會讓腸胃遭殃，引

發多種疾病。

眾所周知，吃辣椒可以開胃，促進消化。它是每個家庭中必備的調味品，人們通常為了增加食慾而在菜餚中加入辣椒，也有時會將辣椒炒成菜餚，既美味，又開胃。

吃辣椒的好處非常多，首先，可以促進血液循環，讓肺腑在氣血順暢的情況下得到充分的滋養；其次，能夠讓腦細胞更加活躍，預防人體衰老；再次，可以預防動脈硬化；最後，能夠提高身體的免疫力。

這樣看來，我們多吃辣椒，身體就會更健康，但是，事實並非如此。食用過多的辣椒，會導致多種腸胃疾病。這是因為大量的辛辣食物在進入人體後會強烈的刺激腸胃黏膜，導致黏膜高度充血、腸胃蠕動加強，進而出現胃痛、腹瀉等症狀，而且還會使肛門出現燒熱的刺痛感，引發腸胃疾病，加重痔瘡。

辣椒是非常辛辣的食物，不加節制的食用會讓形成溼熱體質，導致皮膚出現痤瘡、血壓上升、鼻孔出血等狀況，經常過量攝吃辣椒，還會造成中毒。

另外，辣椒辛辣，對於患有口腔疾病、咽喉疼痛、咯血等病症，或者患有肺結核、體質溼熱的人來說，都應該小心食用。

而且，食用過多的辣椒，還會誘發脫髮。貪辣還會讓眼睛受到傷害，一般吃辣過多的人的眼部會出現燒熱感，眼球充血而導致事物模糊；經常吃辣會導致結膜炎、乾眼症、視力下降等病症。

經過對動物進行實驗得出：辣椒中含有辣椒鹼這種物質，可以破壞循環系統，造成暫時性血壓降低、心跳變慢、呼吸困難等。所以，喜愛辣食的朋

第三章　食物的「垃圾」調法

友們一定要小心中毒。

雖然如此，但是很多人為了達到某些目的，還是會選擇多吃辣椒，那麼，你真的能透過辣椒來實現你的目的嗎？來看看吃辣有益的謊言：

一、多吃辣椒可以瘦身

專家表明，多吃辣椒可以瘦身的流言並不合邏輯。人在多吃辣椒後，雖然可以達到皮膚發熱、加快局部代謝速度的目的，但是發熱的現象在吃辣椒幾次後就會消失。所以多吃辣椒是不能瘦身的。

二、多吃辣椒對腸胃有益

很多人都認為吃辣椒可以開胃，事實也是如此，但是過量的辣椒會影響神經末梢的感覺，從而讓胃部受到損傷。

三、多吃辣椒可遠離癌症

辣椒中含有豐富的抗氧化物質，而這種物質可以達到預防癌症的目的。過度吃辣有可能會誘發口腔白斑，而這種症狀是一種口腔癌出現前的病變，所以過量吃辣不但不會達到防癌症的作用，還有可能會引發癌症。

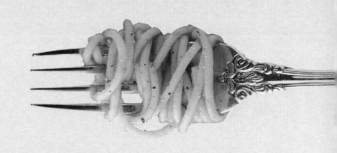

第四章
「垃圾」飲食習慣

第四章 「垃圾」飲食習慣

常吃宵夜

隨著社會的進步，人們的生活逐漸豐富，但是卻帶來了一些不良的生活習慣和飲食習慣。比如宵夜。在燈紅酒綠的都市生活中，宵夜彷彿成了一道靚麗的風景線，而組成這道風景線的人群幾乎都是年輕人。這些人通常都喜愛夜生活，而吃宵夜也是夜生活中的一部分，在人們歡聲笑語的享受美味的同時，宵夜卻正在侵蝕著人們的健康。

經過研究發現，宵夜雖然可以補充體力，但是對人體的危害卻不小，養成吃宵夜的習慣很容易讓人罹患胃癌。有關人員曾經做了一項調查，他們對幾組中年人的飲食情況進行了長期的追蹤調查，結果發現，所有身患胃癌的人，進食晚餐的時間不固定的人數占總人數的 38.4%，而同一年齡組的健康人，進食晚餐的時間不固定的人數比較少。為什麼會出現這樣的結果呢？

因為人的胃黏膜上皮細胞不會伴隨人終生的，兩天左右就會自動更換一層新的上皮細胞。而更新的過程通常都在夜間進行，因為這個時候，胃腸道處於「休息」的狀態，若總是在夜晚進食，胃腸就要「加班」工作，影響胃黏膜的修復。人在夜間休息的時候，宵夜在胃中，胃不但不能得到休息，還要分泌胃液來消化食物，這樣會刺激胃黏膜，長期如此，胃黏膜就會糜爛，甚至導致胃癌的發生。

通常來說，人體會在食用食物後的四五個小時內大量排鈣，在夜間進食，人體就不能正常排鈣，在人們進入深度睡眠後，尿液就會充斥身體的各個尿路，不能馬上排出，而在尿液中的鈣就會逐漸增多，長期如此，就會形成結石。

長期吃宵夜的人，生理時鐘會比較混亂，容易導致內分泌失調，從而引

發憂鬱症、肥胖症等疾病。而且，在食用宵夜後很少有人會運動，熱量太多很容易讓人發胖，與此同時，還會增加高血壓、心臟病、糖尿病等疾病的患病風險。此外，有吃宵夜習慣的人一般都會因為進餐時閒聊而產生興奮感，這樣很可能會造成睡眠品質降低，從而影響白天的精神和情緒，長期如此，就可能罹患憂鬱症。

宵夜有這麼多的危害，你還要堅持食用嗎？趕快戒掉這種不良的飲食習慣吧。但是有些人會因為工作問題，不得不進食宵夜，難道這些人就註定要受到宵夜的傷害嗎？其實不然，在非要吃宵夜的情況下，可以選擇一些清淡的、食材柔軟的食物，比如麵食、粥類等，喝一杯牛奶也是可以的，但是一定不要觸碰高脂肪食物，以及濃茶、咖啡等讓人興奮的飲品。需要注意的是，不管選擇吃什麼，都要適可而止，不可多食。

下面給大家介紹幾款可以補充能量的飲品：

一、柚子葡萄汁

準備適量的柚子和葡萄，把柚子剝皮，葡萄洗淨，然後分別榨成汁水，過濾殘渣，再將兩者倒入同一個杯子中，滴入幾滴蜂蜜，攪拌均勻後就可以飲用了。這種飲品可以提高人的食慾。

二、黃瓜汁

準備適量的黃瓜、豆漿、薄荷，將三者混合後一同倒入榨汁機榨成汁，然後過濾殘渣。這種飲品非常適合在夏季飲用。

第四章 「垃圾」飲食習慣

三、香蕉木瓜優酪乳

準備適量的香蕉、木瓜、優酪乳，將木瓜、香蕉切塊，然後再榨成汁，最後混入優酪乳就可以飲用了。這種飲品的營養比較豐富，可以補充能量。

單吃紅肉

在當今社會，很多人都開始注意養生了，他們更多的趨向了素食主義。素食主義是時代進步刮起的一股飲食風，但是這樣的飲食對身體的益處大還是傷害大，到現在還無從考證。唯一可以肯定的是，經常食用大量的肉食，會給身體帶來很多的負面影響，肥胖、便祕等身體問題也會緊跟著出現，甚至還會引發大腸癌。

從古到今，人們主要透過食肉來獲得大量的熱量和營養物質。然而，隨著社會的進步，科技的發達，專家們開始對這樣的飲食抱著懷疑的態度。經過研究顯示，豬肉、牛肉等紅肉會引發糖尿病，甚至會誘發癌症。在美國的一項調查中，他們按照每個人食用紅肉的多少把實驗人群分成了三組，最後得出結論，食用紅肉最多的人群患癌症的機率要高於食用紅肉最少的人群。所以，美國提倡人民控制進食紅肉的量，多吃一些白肉和豆製品，同樣可以獲得充足的蛋白質。

那麼，為什麼多吃紅肉就會引發癌症呢？當動物在面臨屠殺的時候，精神會高度緊張，產生恐懼感，全身搖動，在這個時候，細胞會緊急分泌激素，而這些激素對人體卻有著很大的損害。有些西方學家還針對這種激素做了一項實驗，他們將這種激素注射到老鼠的身體中，沒過多久，老鼠的體內就會出現癌細胞。所以他們認為，人類食用被屠殺的動物，身體的內分泌系

統就會受到影響，甚至引發癌症。若是人們經常大量食肉，身體就可能會招致各種疾病。雖然這一推論至今還沒有在醫學界全部認同，但是，醫學界都認為，烤肉上焦糊的地方含有致癌物質。

　　總而言之，長期以肉食為主的飲食習慣肯定會給人的身體帶來多種疾病，因此，平時喜愛肉食的人，為了自己身體的健康，一定要努力克制自己，少吃肉，多吃豆製品。

　　食肉過多雖然對身體的危害很大，但是肉中卻含有人體所需的多種營養物質，比如葉酸、維生素 B1，維生素 A 等。那麼，我們應該怎樣吃肉才最健康呢？

一、遠離醃臘燻烤肉

　　在燻肉、烤肉等過程中，煤炭、汽油等燃料會在不完全燃燒時釋放致癌物質，並進入食物當中，人在進食這類食物後，致癌物質就會在體內逐漸累積。此外，肉類中的脂肪在不完全燃燒時也會產生致癌物質。

二、保留冷凍肉的營養

　　冷凍肉在拿出冰箱解凍的時候會損失一些營養，從而破壞了肉質的營養價值和味道，所以在買回肉類的時候要用低溫將肉類迅速冷凍，在拿出冰箱時要慢慢讓肉類解凍。

三、喝湯要吃肉

　　有不少人認為，在煲肉湯的過程中，肉中的營養已經充分溶解到湯中了，所以喝湯比吃肉還要有營養，但事實並非如此。在煲湯過程中，肉中

的絕大部分營養會全部保留在肉中，不會滲入湯中，所以，湯中的肉也應該吃掉。

四、肉和熟食分開切

在很多家庭的廚房中都只有一個砧板，在切過生肉後還要繼續切熟食，這樣會吃進很多細菌，甚至是病毒。所以，在家中最好準備兩套刀和砧板。

對於喜愛肉食的人來說，一天不吃肉就會心癢。這樣的人可以用魚肉、雞肉、鴨肉等來代替紅肉，這樣不僅解饞，還可以保證身體不受疾病的侵襲。

貪酸性食物

在學校、公司、家庭，我們通常都會看到有些學生、同事或家人身體酸懶，還時常說自己非常疲累。在這個時候，我們會認為他們是因為學習、工作或者是勞動量大而出現了不適。事實上，導致疲憊出現不僅僅是以上原因，還有可能是由於貪食了酸性食物。

人體內的一切活動都應該處於平衡的狀態之中，而維持體內酸鹼平衡的就是我們每天所食用食物的酸鹼性，以及排泄系統的調節。那麼，何為食物酸鹼性呢？它是食物在人體內被消化吸收後，又經過代謝過程所產生的結果。經過代謝，若是食物最終變成的物質以磷酸根、硫酸根等成分為主，那麼，人體內就會產生酸，發生酸性反應;若是食物最終變成的物質以鈣離子、鉀離子、鎂離子等成分為主，那麼，人體內就可能產生鹼，發生鹼性反應。其實，產生這樣的結果與食物中的礦物質含量息息相關。

按照元素劃分，食物可以分為酸性、鹼性和中性。一般來說，所含礦物質以磷、硫等元素為主的食物，就是酸性食物，比如肉類、魚類、酒類等；所含礦物質以鈣、鎂等元素為主的食物，就是鹼性食物，比如蔬果、海帶等。中性物質就是酸鹼度平衡的食物，比如食鹽。

總體來說，酸性食物除了牛奶以外，包括大部分的動物性食物；鹼性食物通常都是植物性食物；糖、醋、鹽等屬於中性食物。

當然，我們所說的都是「一般情況」，也有非一般的情況，比如李子，它本身屬於水果，而水果多屬鹼性食物，但是，它並不屬於鹼性食物，因為其中有一種酸性物質不能被人體代謝，存留在體內會發生酸性反應。此外，並不一定口味是酸的，就是酸性食物，檸檬味酸，但它始終不會是酸性食物。

如果因為這些酸、鹼性食物而讓我們體內的酸鹼失衡，那麼，人體就會出現一些不良症狀。過多的食用酸性物質，人體就不能透過正常的調節來維持自身的酸鹼平衡，這時，人體就變成了酸性體質。這種人的身體不會在短時間內出現疾病，但是會出現很多不適的症狀，這就說明身體正處於亞健康狀態，處於這種狀態的人一般會出現疲勞、記憶力下降、注意力分散、腰痠背痛等症狀。時間長了，身體就會出現多種疾病。

在我們的身邊有不少男性都喜愛肉食，但是肉類屬於酸性食物，吃多了對身體健康有很大影響。所以，在日常飲食中，男性朋友更應該注意酸性食物與鹼性食物的搭配食用，平時多食用蔬菜和水果。

此外，需要大家特別注意的是，有孩子的成年人一定不要讓兒童食用過多的酸性食物，因為兒童體內的一切功能都在發育過程中，大量進食酸性食物，身體無法很好的調節酸鹼平衡，這些物質就會在體記憶體積，時間長

了，兒童就會出現大便不暢、抵抗力降低、難以入睡、脾氣急躁等症狀，甚至會引發呼吸道感染等疾病。

冰鎮水果

如果我問你為什麼吃水果？你可能會有很多的回答，為了補充維生素C，為了美容，水果的味道好，為了溼潤我們的胃腸，為了維持我們身體的酸鹼平衡……

沒錯，水果確實有這麼多的功效，但是你可知道，你的食用方法不正確，可能會導致這些營養成分沒有被身體吸收，甚至還會出現損害身體的現象。

冰鎮水果，相信很多人都喜歡，尤其是在夏季的時候，更是熱銷得不得了。但是，你可知道，水果在冷凍的過程中很容易流失維生素C，在低溫的環境中存放的時間越長，維生素C流失的也就會越多。

除此之外，吃冰鎮水果還會對我們的腸胃產生刺激，加快腸蠕動，從而導致腹瀉。

現代人的生活、工作都比較勞碌，很少有空閒去超市溜達。所以，很多人都喜歡在週末將一星期食用的水果、蔬菜全部購買回去，隨後塞滿冰箱。而且，很多人還會覺得放進冰箱中的水果別有一番滋味，口感非常涼爽，尤其是那些比較甜的水果，經過冷凍甜味會增加，吃起來冰爽可口。但是你是否知道，如果水果冷藏的時間太久，或者冷藏溫度太低太高，都會使水果中的營養物質大量損失，還很有可能會對人體造成不良影響。

水果中富含各種營養素，如：葡萄糖、果糖、礦物質等，而且這些營養

素是比較不容易受到外界因素的干擾的，即使將水果放進冰箱中也不有太大損失，但是維生素可就不同了，多數維生素是很容易遭受到破壞的，其中最「柔弱」的要數維生素 C。

水果中含有很多維生素 C 氧化酶，它在遇到維生素 C 時，會削弱維生素 C 的活性。水果在冰箱中存放不久後，其中的維生素 C 氧化酶一旦遇到外界的氧氣，就會造成維生素 C 的含量下降，而水果在冰箱中的時間越長，這種損失就會越大。另外，水果還含有類黃酮等成分，在儲存的過程中它們會受到酚氧化酶等物質的作用而變得越來越少。

如果將冰箱的溫度調到 0℃以下，水果就會凍結，並且會在表面形成冰晶，溫度再調高後，冰晶溶化會導致水果中的水溶性維生素受到一定的影響，如：維生素 C、B 群維生素、葉酸等，以及某些礦物質，比如：鉀、磷、鈣等。

其實，最主要的不是水果中的營養成分流失多少，如果僅僅是流失一些營養成分，我們也不會將這類食品稱作「垃圾」。主要是這類食品對我們的身體產了一定的危害。前面我們也提到了，冰鎮的水果在進人體後，會「冰」到我們的腸胃，從而使腸道加快蠕動，導致腹痛、腹瀉；同時還會使胃腸道的血管驟然收縮，導致血流量減少，對消化液分泌產生影響；引起胃腸道痙攣性收縮而發生腹痛，出現消化不良的現象，如果這種現象持續得久了，必然會造成腸道炎，想要徹底治療就比較困難了。

大多數水果都富含水分，是細菌和真菌良好的滋生地，如：剛剛切開的哈密瓜。水果的表面如果被冰箱中的致病細菌汙染，食用後就很容易被細菌感染，出現急性胃腸炎，症狀為：腹痛、嘔吐、腹瀉。

對於老人、小孩子等人群來說，由於自身的抵抗力不強、胃腸道嬌嫩、

抗感染能力較弱等，更要避免食用這些對腸道有明顯刺激的冰鎮水果。而那些胃腸道功能不好的人群，如：患有胃潰瘍、慢性胃炎、腸炎的人群則堅決不能食用冰鎮水果，以免加重病情。

夏季，是胃腸道疾病的高發期，這與冰鎮水果是脫不了干係的，不能夠為了一時的痛快而採取不當的吃法，將原本營養豐富、功能多多、益處多多的水果變成了胃腸不適的

「罪魁禍首」，不光達不到健康、美容等目的，還會對這些方面產生負面影響，因此我們要杜絕這種不健康的吃法。

要定期去超市或市場買適量的水果，保證吃到的水果是新鮮的。有一部分人可能並不想要吃冰鎮水果，只是怕水果壞掉，便將其放到冰箱中了，所以適量的買水果也能夠防止我們將水果「冰鎮」的習慣繼續下去。

不要埋怨冰鎮水果給你帶來不適，也不要將水果說成「垃圾」，其實一切都是因你而起的，你可以選擇常溫的水果來吃，那絕對是營養豐富、多汁可口的，別將營養豐富的水果變成我們胃腸道的「殺手」。

盲目生食

生吃海鮮在日本是比較常見的，有不少人認為生食可以把食物中的營養全部吃進胃中，不會造成營養的流失，從而讓身體更加健康。可是，這種觀點並不全面，而且在很多時候都是不正確的。

在我們的身邊所發生的悲劇中，很多都是因為生吃食物造成的，因為，在進食的時候，病菌隨著食物一同進入了你的身體。

通常情況下，我們生吃的食物總共有兩類，一類是蔬果；一類是海鮮。

當然了，水果就是要生吃的，所以不在本節的討論範圍內。有些人認為，菜餚在烹飪的過程中會損失蔬菜中的營養，而生吃就可以得到全部的營養，從而能夠促進睡眠、增強記憶、延緩衰老。

加熱食物，確實會讓蔬菜中的營養損失掉一部分，而生吃蔬菜對身體也有一定的好處。但是，這樣的好處一定要建立在蔬菜是綠色、無汙染的前提上，否則，生吃蔬菜不但沒有益處，還會威脅身體健康。一般來說，蔬菜在生長的過程中，會存在很多健康隱患。農戶在蔬菜的整各種植過程中，需要給蔬菜施肥。有些農戶會使用天然的肥料 —— 大糞，這些大糞中通常都會存有痢疾、蛔蟲、流感、肝炎、結核病菌等多種對人體有害的物質；還有一些農戶會使用化學肥料，這些化學物質對人體也會有一定的傷害。此外，在蔬菜生長的過程中，農戶們為了不讓蔬菜長蟲通常還會噴灑農藥，當蔬菜成熟後，葉子上還會殘存一些農藥；有些農戶為了獲取更大的利益，甚至在蔬菜上塗抹膨大劑、催熟劑，這些化學藥物也不可能很快消失。

另外，在很多都市中，自來水並不是完全無汙染的，在生吃蔬菜時，用自來水清洗，身體便會受到一定程度的損害。

夏秋是吃海鮮最好的季節，很多人在這個時候都想嘗嘗鮮，生吃海鮮，但是卻有不少人因為生吃海鮮而住進醫院。這是因為在沒有經過烹飪的海鮮當中存有很多細菌、病菌和寄生蟲，這些有害物質會導致細菌性食物中毒、菌痢、肝炎、霍亂等疾病。生吃生魚片、食物未徹底煮熟、餐具生熟不分等，都很容易感染以上疾病。所以，在我們的日常飲食中，一定要盡量避免這些飲食方式。

其實，海鮮、肉類都是能夠生食的，但是這兩種食物除了在處理不當時會導致疾病外，其中的蛋白質在未加熱的狀態下還不利於人體吸收，這些蛋

第四章 「垃圾」飲食習慣

白質一定要經過高溫，改變結構後，才被人體「接納」。因此，在食用海鮮的時候，一定要注意以下幾點：

1. 不要食用沒有經過加熱或加熱不完全的海鮮。

2. 用手處理過海鮮後，一定要徹底清洗雙手，否則會導致寄生蟲病。

3. 盛放過生海鮮的器皿要盡快清洗，不要直接盛放可以不經加工食用的食物。

4. 在烹飪、儲藏食物的時候，要注意將生熟分開，處理海鮮的工具要立即消毒。

5. 在烹飪貝殼類海鮮時，需要在開水中煮 6 分鐘左右。

適合生吃的蔬菜有很多，但是一定要選擇綠色蔬菜，其中包括番茄、黃瓜、胡蘿蔔、芹菜、花椰菜等。食用的方法除了直接生吃外，還可以做成沙拉或榨汁飲用。但是要注意，在生吃黃瓜和番茄的時候，皮不要捨去不吃。

冰火二重天

在日常生活中，很多年輕人以為自己的身體比較強壯、健康，在飲食上馬馬虎虎，口不擇食。其中有些人就喜歡在吃正餐的時候喝一些冰鎮的冷飲，特別是在夏季，天氣炎熱的時候，吃著飯菜，汗液就流下來了，所以冷飲在這個時候就成了他們的降溫劑。但是這樣的飲食對胃部的傷害是非常巨大的。

在夏季，有不少人都出現了腸胃疾病，特別是腹瀉，所以我們在注意預防細菌中毒的時候，還應該注意不要冷熱食物同吃。除了年輕人，兒童對飲食的注意也是不夠的，因為兒童對自我保護沒有任何意識，認知能力不強，

而且比較貪食冷飲。那麼，邊喝冷飲邊吃熱食對我們的身體有什麼危害呢？

當冷熱食物同食時，胃部就會在瞬間受到冰火兩重天的刺激，持續忽冷忽熱的刺激會讓胃黏膜受到一定的傷害，使人出現腹痛、胃痛、腹瀉等症狀，甚至會導致胃腸出血。此外，胃腸在受到極冷、極熱的刺激後，自身的消化、吸收功能就會受到影響，從而出現非常嚴重的腹瀉狀況。

另外，還有些人喜歡在飲食上別出心裁，將海鮮和水果混合在一起食用，這樣的吃法的確可以讓海鮮的口味變得獨特，但是對於身體健康而言，是沒有益處的，還會造成腹瀉。這是因為在海鮮中含有大量的蛋白質、鈣質等營養物質，而水果中含有大量的鞣酸，鞣酸在與蛋白質結合後會形成一種很難被人體消化的物質，不僅造成了蛋白質的浪費，還嚴重傷害到了胃部，使人出現嘔吐、噁心、腹痛、腹瀉等症狀，甚至導致腸胃出血。因此，在吃海鮮的時候不要吃水果，也不要在吃完水果後，立刻就吃海鮮，盡量把這兩種食物的食用時間錯開。

若是因為冷熱食物同時吃，或者海鮮和水果一起吃而出現了腹瀉的狀況，不要隨便使用抗生素藥物，以免傷害人體的免疫功能。如果腹瀉的情況比較輕，那麼，最好不要服用藥物，特別是止瀉藥，這種症狀通常一兩天內就會自癒；如果腹瀉的情況比較嚴重，那麼，就要在醫生的指導下服藥，並糾正自己的飲食習慣。

加熱袋裝牛奶

很多人在飲用袋裝牛奶時都喜歡加熱一下，特別是冬季，認為加熱過的牛奶不僅暖胃，而且健康、安全。於是，很多人在喝牛奶前都會把牛奶放入

第四章 「垃圾」飲食習慣

微波爐中熱一下，或者連袋一起放入沸水中煮熱。殊不知，這樣加熱過的牛奶對身體會有毒害作用。

在逛超市的時候我們就會發現，袋裝牛奶的保存期限通常要比盒裝的優酪乳的保存期限長。這是因為袋裝牛奶所用的包裝袋是由一種含有某種聚合物或者鋁箔的材料製成的。通常情況下，這兩種物質都是安全的，但是在某種環境中，它們就不再安全了。製成這種包裝袋的聚合物主要是由聚乙烯組成的，當聚乙烯處於115℃的高溫環境中，就會分解、變化。若是將整袋牛奶直接放入微波爐中加熱，包裝中的聚乙烯就會釋放出某些有毒物質，並滲入到牛奶中，不僅如此，這些有毒物質還會與牛奶中的營養物質發生化學反應，使牛奶中原有的營養成分「變性」。這樣的牛奶對人體健康十分不利。所以，不要把牛奶連袋一起直接放入微波爐中進行加熱。

如果分要用微波爐給牛奶加熱，一定要先查看牛奶包裝袋上是否有標明可以用微波爐加熱。若是沒有標清，就不要直接放入微波爐，先把牛奶從包裝袋中倒出來，放入可以用於微波爐加熱的容器中，再放入微波爐進行加熱。

此外，可以把牛奶袋直接浸泡在溫度不是很高的熱水中，這樣也可以達到加熱的目的。

但是，從營養的角度來看，如果牛奶可以不加熱飲用最好，因為這樣可以避免牛奶中的某些營養物質受到破壞。尤其是對於兒童來說，不經過加熱的牛奶更利於身體的生長發育。在購買牛奶的時候最好選擇大型超市，並注意牛奶的保存期限。

只吃水果不吃蔬菜

如果讓人選擇只能吃蔬菜和水果中的一種食物，那麼大部分人肯定都會選擇水果，因為水果能夠帶給人們甜美的滋味，這是蔬菜代替不了的，但是有些人非常喜歡吃肉，對蔬菜沒有多大興趣，而為了均衡營養，所以就選擇食用水果，特別是小孩子，有些小孩子甚至沒有肉就不吃飯，但是這樣的飲食方式會對人體造成慢性傷害。

那麼，為什麼多吃水果不吃蔬菜會對身體造成傷害呢？主要有以下幾點原因：

一、水果的熱量高

在水果中含有大量的果糖，熱量是非常大的，而蔬菜中的熱量卻很少，如果用水果代替蔬菜，人體每天攝取的糖分就會過量，從而導致肥胖。對於糖尿病患者來說，多吃水果的危害更大。還有一些人，喜歡喝果汁，以為喝果汁和吃水果是一樣的，但是這樣會使水果中的纖維質大量流失，從而降低水果對人體的營養價值。

二、水果中缺乏多種維生素

水果中含有大量的維生素，這是眾所周知的，但是有些種類的維生素含量非常少，比如維生素 A、維生素 B，而這兩種維生素在蔬菜中的含量卻是非常豐富的。而且水果中還缺少多種微量元素，這些在蔬菜中也是非常豐富的，所以，如果只吃水果而不吃蔬菜，就會導致體內缺乏多種維生素、礦物質等多種營養物質。

第四章 「垃圾」飲食習慣

三、水果調節內環境不明顯

　　蔬菜是鹼性的食物，對人體的內環境能夠達到很好的調節作用，從而可以有效改善人體疲乏的狀況，還能夠幫助人體排出毒素。而水果之中含有鞣酸，它是無法對人體的內環境達到很好的調節作用的。

四、水果缺乏膳食纖維

　　水果中含有的對人體有益的膳食纖維非常少，膳食纖維能夠「清理」腸道，對於很多疾病都有預防作用，比如膽囊炎、膽結石、大腸癌、動脈硬化、冠心病，還能夠維持人體健康。而蔬菜中卻含有大量的膳食纖維，如果捨棄蔬菜，只吃水果，那麼人體的健康就不能得到很好的呵護。

　　透過以上內容介紹，我們應該已經很明確的知道了只吃水果不吃蔬菜是萬萬不行的。但是也不能只吃蔬菜，不吃水果，因為水果給人帶來的益處也是非常大的。蔬菜在進行加熱後，其中的有些維生素就會受到破壞，比如維生素 C，所以吃水果就能夠彌補蔬菜的不足了。

　　此外，對於兒童來說，我們不能總是讓他食用水果，水果非常甜美，這樣會使孩子對沒有味道或者是略帶苦味的蔬菜產生反感的心理，從而逐漸養成了只吃水果，不吃蔬菜的惡習。這樣不僅會導致兒童營養不良，還會對消化系統造成一定的影響。

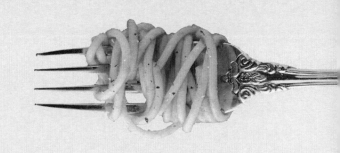

第五章
餐具用不當，「垃圾」製造廠

用鍋不當 —— 在對你的食物「投毒」

在市面上，我們經常可以看見各式各樣的鍋，不沾鍋、鐵鍋、陶鍋等，甚至還出現了奈米技術鍋。這些「新鮮」的鍋讓人們不知所措，心想：鍋不就是用來炒菜的嗎？為什麼還分出這麼多種類呢？

專家提示，每個廚房都應該添置幾種不同材質的鍋，因為鍋的材質會因為菜色的不同、烹調方式的不同而對人體產生不同的影響。

那麼，我們應該怎樣正確使用鍋呢？

一、鐵鍋

這種類型的鍋在家庭中是最為常見的。合格的鐵鍋中不含任何其他的化學物質，因此，不會出現氧化的現象。在烹飪的過程中，不會有溶出物，也不會出現脫落的現象，如果有溶出物，也是對人體有益的鐵。世界衛生專家非常提倡人們使用鐵鍋烹飪食物，也是因為鐵鍋可以在一定程度上防止人體出現缺鐵性貧血的狀況。在烹飪的過程中，鐵鏟、勺等和鐵鍋的表面會產生摩擦，再加上調味品對處於高溫環境中的鐵鍋的作用，鐵鍋的內壁會有一些鐵屑脫落，鐵屑進入人體後，與在胃酸的影響下會形成無機鐵鹽，從而有利於人體造血。

注意事項：鐵鍋很容易生鏽，鐵鏽其實就是氧化鐵，氧化鐵進入人體後會影響肝臟的健康。因此，食物在經過鐵鍋烹飪後，一定要全部盛出來，不要讓鐵鍋內的食物過夜。

此外用鐵鍋煮湯是非常不好的做法，這樣很容易會使防止鐵鍋生鏽的保護層消失。在清洗鐵鍋的時候也應該注意少用洗潔精，保護好鐵鍋表面的保

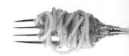

護層。在清洗乾淨鐵鍋後，要用乾淨的布將鐵鍋表面擦淨，以免出現生鏽的現象。若是鐵鍋內壁出現了一些鐵鏽，可以用食醋擦洗。

二、不沾鍋

經過研究顯示，當不沾鍋內的溫度達到 260℃的時候就會使其中的全氟辛酸銨分解。當然，在炒菜的時候，溫度很難達到這麼高的溫度，但是如果在不沾鍋中煎炸食物，不沾鍋的溫度很有可能會高於 260℃。用不沾鍋煮菜的時候，也不會達到這麼高的溫度，因為水能夠達到的最高溫度只有 100℃。

注意事項：有很多美味的菜餚所使用的烹飪方法都是煎炸，比如炸魚、炸雞翅等，而油可以達到的最高溫度是 320℃，在用這種方法烹飪食物的時候，油溫一直都處於較高的水準之上，這樣鍋中的有害物質就很可能被分解。因此，在煎炸食物的時候，要避免使用不沾鍋。

此外，如果用不沾鍋進行炒菜，可以使用木鏟子，不要用鐵鏟，否則就會減少不沾鍋內壁的不黏塗層的壽命，產生對人體有害的物質。

三、陶瓷鍋、砂鍋

這類鍋具是不能盛放酸性食物的。陶瓷鍋無毒，幾乎所有人都這樣認為。但是有些陶瓷鍋徒有光鮮的外表，卻含有有毒物質 —— 鉛。那麼，為什麼在陶瓷鍋會含有鉛呢？有兩種情況會導致這種現象發生，一是塗釉配料的不合格；二是燒瓷器的溫度不夠高。如果陶瓷鍋中含有鉛，那麼，把食物放入鍋中時，鉛就會從鍋壁表面滲出進入食物中，從而對人體的健康產生不良影響。有機構檢查顯示，有些陶瓷鍋的鉛、鎘溶出量都不符合標準。經常

第五章　餐具用不當，「垃圾」製造廠

使用這種不合格產品烹飪或盛放食物，會導致中毒，對身體健康產生很嚴重的影響。

注意事項：家中新買了一個砂鍋，如果想去除其中的有毒成分，可以在其中倒入一定比例的食醋水，然後放在火上煮開，這樣砂鍋在使用的過程中就安全了。在挑選砂鍋的時候要注意觀察其內壁是否有顏色，有顏色的是不能盛放酒、醋等物質的。琺瑯餐具的外壁是一層琺瑯質，其組成部分包含矽膠鋁一類的物質，如果表面有瑕疵，這些物質就會攝取食物中，所以，在購買這類產品時，要注意其表面是否光滑平整。

四、不鏽鋼鍋

這類鍋是不能盛放食鹽的。不鏽鋼鍋的外表非常美觀，而且用途很廣，但是有些不鏽鋼鍋並沒有達到標準，嚴重威脅到人體的健康。當我們在使用這樣不合格的鍋時，一些有害物質就會滲出來，幾次攝取這些有害物質並不會對人體造成很大的危害，但是長期如此，這些有害物質就會在體內累積起來，當濃度過高時，人體就會受到危害。不鏽鋼鍋不合格的原因通常都是鉻超標。毫無疑問，鉻是人體所必需的，在人體的代謝中有著很重要的作用。但是並不是所有的鉻對人體都有益，比如六價鉻，它是一種致癌金屬物，對人體的危害很大。

注意事項：不鏽鋼鍋並不是像它的名字那樣不會生鏽，如果經常用不鏽鋼鍋烹飪酸性食物或鹼性食物，就會使其中的微量元素滲出。所以，在使用不鏽鋼鍋的時候一定要注意不可長期盛放食鹽、菜湯等物質。在清洗不鏽鋼鍋的時候也應該注意不要用鹼性很強的化學藥劑，比如蘇打，否則不鏽鋼鍋就會被腐蝕。

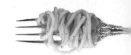

五、鋁鍋

在用鋁鍋烹飪美食的時候，不要用金屬鏟在其中翻炒。鋁鍋的傳熱效果非常好，而且使用輕便。但是如果我們不能正確的使用它，就會使其中的鋁滲出，進入食物中，經常大量食鋁，會讓人提前衰老，對人體健康造成影響。

油的溫度很高，鋁鍋在這種高溫的情況下會很容易溶出鋁，所以最好不要用鋁鍋來炒菜。另外，也不要用鋁鍋來盛放強酸或強鹼類的食物，這兩類食物可以盛放在玻璃餐具中。

注意事項：在廚房中最好少用鋁製餐具，因為長期攝取鋁，人的智力、記憶力等都會衰退，很容易讓老年人罹患老年痴呆症。

免洗筷 ── 夾起美味的「毒物」

在當今這個快節奏的社會，飲食也步入了快節奏之中，一次性餐盒、免洗筷在大街小巷頻頻出現。然而我們最多使用到的就是免洗筷。免洗筷對於商販來說，可以讓他們的工作更加輕便，省去了洗筷子的步驟和時間；對於消費者來說，他們在心理上認為免洗筷更加衛生，不會被傳染B型肝炎。其實，這些看似乾淨衛生的免洗筷對人體健康非常不利。

很多在外就餐的上班族都樂意使用免洗筷，認為免洗筷未經他人之口，是比較衛生的。其實，品質合格的免洗筷都是用好木材製成的，沒有經過「包裝」，使用起來是比較安全的，但是費用相對來說有些高。有不少小工廠為了獲取最大的利益，不惜將劣質木材製成免洗筷。由於這些劣質筷子大多顏色較黑，很容易就會被消費者認出，所以在製作的過程中，這些小工廠還

第五章　餐具用不當，「垃圾」製造廠

給劣質筷子增加了一道程序，就是漂白。漂白所使用的物質就是硫磺。

　　當人們在使用這種免洗筷時，二氧化硫就會從鼻子進入人體的呼吸道，引發哮喘、咳嗽等病症，這樣的筷子還不如經過消毒的非免洗筷。可現狀是，劣質免洗筷鋪天蓋地，而且還有很多免洗筷的包裝袋上沒有產自哪裡、何時生產、有效期等標示。當你在就餐時發現自己所使用的免洗筷有以上特點時，一定要多加小心。

　　有些人明明知道免洗筷的黑幕，但是仍舊使用，他們認為至少免洗筷不會帶給自己傳染性疾病。其實，劣質免洗筷給人們帶來的危害並不比傳染性疾病小。據專家分析，劣質免洗筷對人體的危害有以下幾點：

一、病菌感染

　　免洗筷在經過消毒處理後，可以保存 4 個月的時間，4 個月以後的免洗筷上面就很容易沾滿大腸桿菌、黃色葡萄球菌等病菌，如果消費者使用這樣的免洗筷，就很可能感染病菌。

二、損害呼吸功能

　　為了讓劣質免洗筷的外表更加貼近合格的免洗筷，一些小工廠通常會用硫磺將筷子燻白，但是這樣一來，二氧化硫遇冷就會存在筷子的表面，等到消費者在使用的時候，二氧化硫遇熱就會釋放到空氣中，從而對人體的呼吸道造成傷害。

三、損害消化功能

　　劣質的免洗筷在製作的過程中不僅使用了硫磺，還使用了雙氧水。雙氧

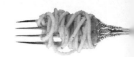

水可以讓筷子更白，但是卻有著很強的腐蝕性，食用後，會對口腔、消化道等都進行腐蝕。此外，在製作免洗筷的過程中，還使用到了滑石粉，它可以讓筷子更加容易打磨，但是這種物質如果長期大量聚積在人體中，就會引發膽結石。

除此之外，硫磺中還含有很多的鉛、汞等重金屬物質。這些物質在人體中長期累積就會導致中毒。

劣質免洗筷對人體的危害非常大，但是很多人工作在外，不得不使用免洗筷，那麼，我們在使用免洗筷的時候，應該怎樣保護好自己的健康呢？可以透過以下幾種方法：

一、沖洗

在使用前，先用清水將筷子仔細清洗幾遍。

二、檢查

在使用前，看看筷子的包裝上是否有生產廠商、生產日期、有效期等相關標示。

三、聞氣味

打開包裝袋，用鼻子聞一聞筷子的氣味，如果感覺很刺鼻，就不要使用了。

除了以上方法外，在使用的時候應該注意不要讓筷子泡在熱湯中，這樣的做法會讓二氧化硫盡快釋放出來。

塑膠袋盛放熱食物 —— 慢性中毒吃出來

在當今社會，我們的生活已經離不開塑膠袋了。無論是購物，還是出門在外，塑膠袋都成為了我們必備的用品。但是在當下方便快捷的社會裡，塑膠袋的存在是福還是禍？

在日常生活中，這些一次性的塑膠袋到處可見，街道、餐館、垃圾堆、廚房、廁所等地方都有塑膠袋的身影，特別是在小餐館中，很多商販為了省去清洗碗筷的程序，通常會在盛放食物的碗中套上一個塑膠袋，這樣會讓我們在無意中攝取很多有害物質。但是塑膠袋卻一直是被大多人所接受的一種方便、衛生的「好東西」。

可是現實卻不是這樣的，塑膠袋在給人們的生活開啟便利大門的同時，還給人們的健康帶來了危害。我們平時所使用的透明塑膠袋並不像它的外表那樣乾淨衛生，大部分的塑膠袋都是由廢舊塑膠再加工製成的。這些廢舊原料需要被粉碎、高溫融化、重塑，而且在製作過程中還會添加多種化學物質，如果這些原料沒有得到徹底的消毒，還很有可能會攜帶病菌。況且，很多回收的廢塑膠可能包裝過化學用品、農藥等對人體健康有害的物質，這樣的塑膠袋若是不經過嚴格處理，就會嚴重威脅到人體健康。此外，在再生塑膠袋中還可能會含有著色劑和其他物質，人們用塑膠袋直接盛放食物後，這些物質就會黏在食物上，進而損害人體健康。

而且，大部分一次性塑膠袋在遇到燙熱的食物時會釋放出塑化劑等有毒物質，當人們在進食食物的時候，這些有毒物質就會跟隨食物一同進入人體中。經常食用這種用塑膠袋盛放熟熱的食物，人體就會出現慢性中毒的症狀。

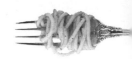

　　所以，我們在生活中應該盡量避免使用塑膠袋，如果必須使用，那麼，就應該掌握識別一些安全塑膠袋的方法，從而減小塑膠袋對人體的危害。識別方法主要有以下幾點：

一、用眼睛觀察

　　拿到塑膠袋的時候，我們可以先看一看上面是否標示著「食品用」。一般情況下，這個標示是很明顯的。看完標示後再觀察一下塑膠袋的色澤，一般帶有顏色的塑膠袋都是由廢舊塑膠製成的，最好不要用這種塑膠袋來放食物。把塑膠袋置於明亮的地方，看看上面是否有異物，若是塑膠袋上有異物，那麼，一定是由廢舊塑膠製成的。

二、用鼻子聞聞

　　拿到塑膠袋後，用鼻子聞一聞，若是塑膠袋的氣味非常難聞，那麼這種塑膠袋就添加了化學物質；若是塑膠袋沒有讓人感覺不舒服的氣味，那麼，這樣的塑膠袋就是合格的。

三、用手撕一撕

　　品質較好的塑膠袋韌性會比較好，用手撕是不會輕易破的，而品質不好的塑膠袋由於其中添加了其他物質，所以輕輕一撕就會破。

四、用耳朵聽聽

　　品質安全的塑膠袋在用手抓捏的時候會發出清脆的聲音；而品質不安全的塑膠袋在用手抓捏的時候通常會發出很悶的聲音。

第五章　餐具用不當，「垃圾」製造廠

化學清潔劑 —— 洗不淨的危害

在當今社會，化學清潔劑已經成為我們不可或缺的生活用品了。無論是在小吃店、夜市、餐館、飯店，還是家庭中，我們都可以看到它的身影。其實，在我們以為餐具已經清洗消毒乾淨時，化學汙染正在威脅著我們的健康。

化學清潔劑其實來自「石油垃圾」，其表面的活性劑可以降低物體表面的張力，攝取到纖維空隙中，將其內的髒東西擠壓出來，這樣一來，餐具中的汙垢就被清理乾淨了，但是擠入物體纖維中的化學清潔劑卻是用清水怎麼洗也洗不淨的。

這種化學清潔劑不僅會進入到物體之中，還會透過餐具進入到人體內，完好的皮膚接觸這種清潔劑後，其中一部分會進入到血液之中，從而稀釋血液中的鈣離子，使血液呈現酸性，從而讓人產生疲勞的感覺。此外，這些毒素還會影響肝臟的排毒功能，使體內的毒素不能及時排出體外，從而降低人體的免疫力，加重肝病，甚至導致癌症。

化學清潔劑在進入人體後如果和其他化學物質相互作用，毒性就會翻倍，甚至會誘發癌。在當今社會，越來越多的人死於癌症，這是為什麼呢？社會的進步竟然會使癌症越發猖狂。其中主要的原因就是化學產品的氾濫。而化學清潔劑是人們每天都要接觸的，當我們在洗頭髮、沐浴、洗餐具的同時，毒素透過不同的途徑已經開始潛入人體內部了。雖然，人們不會馬上發現這些化學毒素的危害，但是時間長了，量的累積終會導致身體出現各種病變。

隨著社會的進步，我們已經可以在市面上看見可以去除蔬果表面殘留物

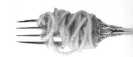

的清潔劑了。但這些清潔劑是不能夠殺死瓜果表面的細菌和病毒的，在使用的時候還應該將蔬果放在水中浸泡一段時間，這樣可以避免清潔劑大量殘留在食物表面。但是浸泡的時間不可以過長，避免清潔劑進入蔬果之中，從而造成蔬果營養價值降低。浸泡完畢後，要用流動的清水沖洗幾遍。此外，在使用的同時要戴上專用的手套，這樣可以避免清潔劑對身體的危害。

在家庭中，我們最常用的清潔劑就是洗潔精，因為它可以去除餐具上的油脂，但是它對人體的皮膚會有傷害，所以每次在使用洗潔精的時候都應該把時間控制在 40 分鐘內。在清洗好餐具後，應該立即塗抹一些護手霜，以免手部皮膚提早衰老。當手部出現傷口的時候，應該避免使用洗潔精。

在使用洗潔精的時候，要先將其進行稀釋，然後多沖洗餐具，如果餐具不是很油膩，可以不使用洗潔精，這樣對我們的健康也有好處。如果在使用洗潔精的時候，沒有按照正確的方式，殘留的洗潔精就會威脅到人體的健康，那麼，怎樣使用洗潔精才能讓我們安心的享用食物呢？主要方式有兩種：

一、浸泡洗滌

將洗潔精用清水稀釋 400 倍左右，再把餐具放入其中，擦洗乾淨後，用流動的水沖洗幾遍就可以了。

二、直接清洗

將少量洗潔精擠到擦洗工具上，蘸一些清水直接擦洗餐具，最後用流動的清水沖洗幾遍就可以了。

第五章　餐具用不當，「垃圾」製造廠

塑膠、陶瓷杯盛水 —— 滲出的毒素

人的生命離不開水，每天都要飲用一定量的水，而飲水杯子也是每天都要使用的。有不少人都喜歡使用塑膠杯子，因為塑膠杯子不僅價格低廉，還很耐用，掉在地面上，甚自從 20 層樓上扔下去都不會摔碎，僅僅這一個優點就可以獲得很多人的喜愛。還有一部分人喜愛陶瓷杯子，因為它色彩繽紛，很惹人喜愛。但是這兩種深受歡迎的杯子都安全嗎？

杯子的種類有很多，有不鏽鋼杯、玻璃杯、陶瓷杯、塑膠杯等，而且工藝和樣式非常繁多。有不少人將杯子送給自己的另一半，因為杯子和「一輩子」的發音相同，人們透過送杯子來向對方表示自己願意與對方攜手一輩子。由此可見，杯子不僅是喝水的容器，還是幸福的象徵。但是有很多杯子都是比較容易碎的，所以人們更喜歡輕巧、款式多樣、耐用的塑膠杯。可是，這種杯子會讓人在不知不覺中受到健康的威脅。

有些塑膠杯中都會加入一種塑化劑，而在這種物質中含有有毒成分，如果往塑膠杯中倒入一些熱水，這些有毒的成分就會肆意的滲入水中，從而危害人體健康。而且，用儀器來觀察塑膠時，會發現其中有很多細小的縫隙，如果有髒物進入，清洗不乾淨就很可能會產生細菌。所以，如果沒有特殊情況，我們盡量不要使用塑膠杯，如果必須使用，可以選擇由品質合格的食用級塑膠製成的杯子、304 及 316 不鏽鋼杯、玻璃杯、琺瑯杯等。

而對於陶瓷杯，也有很多人喜愛，甚至還會專門收藏這類杯子。陶瓷工藝顏色繁多，紋飾豐富，這些都無不吸引著人們的眼球。但是在「美麗」的外表下，陶瓷卻存在著很大的健康隱患。在陶瓷杯的內壁塗有一層釉，當熱水或者強酸、強鹼性飲品倒入其中時，杯子「美麗的外衣」就會滲出一些有

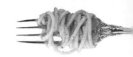

毒重金屬元素，經常用這種杯子喝水，身體就會受到傷害。

在所有喝水用的杯子中，玻璃杯是最好的選擇。玻璃杯不僅外表通透，而且還很環保、健康。因為在製作玻璃杯的過程中，不會添加任何化學成分，用這種杯子喝水，不必擔憂喝進了化學物質。

此外，玻璃杯的內壁光滑，在清洗的時候，髒物、細菌都會被清除，不會給人體帶來疾病。因此，用玻璃杯喝水是最有安全保障的。

除了玻璃杯，還建議大家使用琺瑯杯，因為這種杯是在高溫的環境中製造出來的，有害物質都不會存在其中，所以不會對人體造成傷害。

綜上所述，我們在日常生活中，應該盡量避免使用塑膠杯和陶瓷杯，用玻璃杯喝水。雖然玻璃杯容易碎，但是健康、安全。

多功能砧板 —— 細菌橫生

一桌色鮮味美的飯菜，總離不開一塊潔淨安全的砧板。俗話說：「病從口入」，而做菜的第一步就是切菜，所以，一塊乾淨衛生的砧板是一個家庭飲食健康的首要保障。一塊砧板，多功能使用，既當切砧板，又當切肉板，還在上面切水果和熟食。這樣不僅會影響食物的味道，還會讓人的身體受到傷害。

砧板，在每個家庭都扮演著重要的角色，沒有砧板，那麼，人們就沒有辦法生活。有的家庭幾十年都使用同一塊砧板，長時間在上面切菜、剁肉，砧板的表面已經出現了一條條裂痕。在平時清洗砧板的時候，這些裂痕處是很難清理乾淨的，很快就成了細菌的安樂窩。而且，在砧板切食物的過程中，細菌和髒物會隨水分一同浸入砧板中，只是簡單的用水清洗，是不能將

第五章　餐具用不當，「垃圾」製造廠

細菌徹底消滅的。經研究顯示，每平方公尺的砧板上都存有葡萄球菌 25 億個，大腸桿菌 45 億個。而且這些細菌會在潮溼的環境中大量繁殖，這樣人體就很容易出現疾病。

此外，在同一塊砧板上又切生食又切熟食，若是在其間沒有及時對砧板進行清洗，就會很容易讓熟食沾染到生食中的細菌，從而導致多種疾病。因此，每個家庭中應該準備三塊砧板，一個用來切生肉，一個用來切生菜，最後一個切熟食。最好用竹砧板切熟食，因為竹砧板輕便、環保，而且還可以避免細菌滋生。

砧板是否衛生決定著食物的安全和營養。因此，在使用砧板的時候一定要注意做到以下幾點：

一、在砧板上切完食物後，要用刷子將砧板上的殘餘物質清洗乾淨，並用清水仔細清洗。

二、切完魚或肉，如果砧板上有腥味，要用洗滌精或者加入鹽分的洗米水擦洗砧板，並用溫水沖淨。千萬不要用開水沖洗，這是因為砧板上殘有肉中的蛋白質，蛋白質在受熱後會凝結，所以用熱水沖洗切過生肉的砧板不僅不會達到滅菌的作用，還不易清洗乾淨。

三、將砧板清洗乾淨後，一定要將其放在乾燥通風的地方，讓砧板盡快變乾燥。經常使用的砧板，用過一段時間以後，最好將砧板表層的木屑削下去，將上面的髒東西徹底清理掉。

那麼，在清潔砧板的時候可以使用哪些方法呢？

一、醋

切過魚的砧板往往會有魚腥味，用清水清洗後也不能消除此味，但是如果在砧板的表面滴上幾滴醋，再在陽光下晒一晒，用清水清洗乾淨後，就不會有這種難聞的氣味了。

二、陽光

陽光中的紫外線可以殺死細菌，砧板在使用完畢後，經常放在陽光下晒晒，可以有效殺死細菌，而且，還可以讓砧板保持乾燥，防止細菌滋生。

三、開水

在切完食物後，先將砧板表面用刷子和清水清理乾淨，然後用沸水沖擦一遍就可以消滅細菌了。但是，這種方法不可以在切生肉後使用。

四、鹽

每次使用完砧板後，用刀或者其他物品將砧板表面刮淨，每隔一個星期在上面撒一些食鹽，這樣的做法可以殺死細菌，避免砧板裂開縫隙。

五、蔥薑

經常在砧板上切食物，時間長了，就容易出現難聞的氣味，在這種情況下，用蔥或薑在砧板表面擦拭幾下，再用開水沖洗，就可以消除異味了。

保鮮膜 —— 有毒的新鮮

隨著社會的發展，人們的生活日益富裕起來，幾乎每個家庭都有冰箱、

第五章　餐具用不當，「垃圾」製造廠

微波爐，而在使用這兩種電器的時候，總是少不了使用保鮮膜。因此，保鮮膜產業正在逐漸擴大。不僅家庭需要，各種大型的超市也需要保鮮膜，在生肉區、蔬菜區，你都可以看見它的身影。但是面對各式各樣的保鮮膜，我們真的能放心使用嗎？

現在，在市面上出現的保鮮膜雖然品種繁多，但是構成其主要原料只有聚乙烯、聚氯乙烯、聚偏二氯乙烯這三種物質。比較常見的是由聚乙烯製成的保鮮膜，這種保鮮膜在製作的過程中不會添加塑化劑，所以使用起來比較安全。以聚偏二氯乙烯為原料的保鮮膜不僅價格昂貴，製作起來也很困難，所以我們平時較少看見這種保鮮膜。

而由聚氯乙烯為原料的保鮮膜，安全與否還是未知數，因為當它在和食物一起加熱的時候，這種保鮮膜中的塑化劑很有可能會滲入食物中，汙染食物。

曾有一則報導引起了關心，報導中主要討論的問題就是聚氯乙烯保鮮膜是否會致癌。這種保鮮膜的使用範圍非常廣，而它對人體的危害主要在於兩點：第一點是這種保鮮膜所含的氯乙烯單體殘留量超標；第二點是這種保鮮膜在製作的時候會添加一定量的塑化劑。添加塑化劑的目的是增加保鮮膜的彈性、透明度，但是這種塑化劑中含有的一種化合藥劑對人體的傷害非常大，它會影響人體的內分泌系統，導致人體的激素代謝出現紊亂，而且這種物質很容易溶入食物，特別是肉類。如果把它在微波爐中加熱一下，那麼，這種有害物質就會更快滲入食物中，從而對人體造成危害。經常食用這樣的食物，就可能會導致乳腺癌、新生兒先天缺陷、精神病等疾病，還會減少男性的精子數量。

另外，聚氯乙烯是非常難分解的，而且在焚燒的時候還會產生氯化氫，

縮短焚燒爐的使用壽命，並釋放出一種對人體有害的致癌物。

但是，不管保鮮膜對我們的身體是否有害，我們的生活都離不開它。其實，只要我們在購買的時候避開有害保鮮膜就可以了。那麼，我們應該用什麼方法挑選出安全的保鮮膜呢？

一、用眼看

在貨架上挑選保鮮膜的時候，看看在包裝袋上，有沒有標明使用材質，如果上面寫著 PE（聚乙烯）保鮮膜就可以購買，否則就不要購買。

二、用手摸

聚乙烯保鮮膜的黏性不是很好，而且不夠透明，輕輕一搓，保鮮膜就會打開；聚氯乙烯保鮮膜有著很好的彈性和黏性，不容易撕開，而且還可能會黏在手上。

三、用火燒

安全的保鮮膜在燃燒的時候，火焰是黃色的，還會滴油，氣味正常；聚氯乙烯保鮮膜在燃燒的時候，火焰是黃綠色的，氣味嗆鼻，不會滴油。

挑選了安全的保鮮膜，我們還應該在使用的時候多加注意，首先，在使用微波爐加熱保鮮膜覆蓋的食物之前，要看清保鮮膜最大耐受溫度；其次，不要在使用保鮮膜的容器中盛放過多的食物，防止食物觸碰到保鮮膜；在微波爐中加熱食物時，把保鮮膜戳出一些孔隙，這樣可以防止保鮮膜破口。當然，最好是不要將保鮮膜放進微波爐使用是最安全的。

木製碗櫃 —— 各種病菌的滋生地

每個家庭中都有碗櫃，碗櫃是餐具的存放所，而碗櫃是否清潔直接影響到我們人體的健康。因此，很多人會每天對碗櫃進行大掃除，但是，這樣極力打掃、呵護的碗櫃就一定衛生嗎？

有些家庭所使用的碗櫃都是木製的或者用磚塊砌成的。而這兩種碗櫃在使用的時候並不那麼讓人滿意。特別是在潮溼炎熱的夏季和初秋時節，木製碗櫃的內壁很容易滋生黴菌、蟎蟲、細菌等，對人體的健康存在著很大的威脅。如果當你打開碗櫃的時候，飄出了一股黴味，那麼就要小心使用碗櫃中的餐具了。此外，在夏季，各種生物的生長、繁殖都比較活躍，特別是蟑螂，這種昆蟲的繁殖能力非常強，而且它們通常會從下水道爬到碗櫃中，身上肯定會攜帶著很多細菌，甚至病毒，木製碗櫃沒有很好的封閉性，所以，這些昆蟲很容易爬入其中，把病菌遺留在餐具上，在人們進餐時，病菌就會侵入人體，從而引發多種疾病。

而用磚塊砌成的碗櫃通常都沒有密閉的門，也不能避免昆蟲爬到餐具上，所以這種碗櫃使用起來也是不安全的。

那麼，為了我們的健康，應該使用哪種碗櫃呢？答案是有消毒功能的烘碗機。在溼度和溫度都比較高的時候，人們與其大費周章的對碗櫃進行消毒，還不如直接使用烘碗機。用烘碗機將木製碗櫃取而代之，既可以省力省心，還可以達到徹底消毒的作用。而且烘碗機與木製碗櫃相比，還有這些優點：

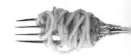

一、消毒力度大

紫外線燈可以將餐具表面存有的病毒、病菌、細菌等有害物質全部殺死，從餐具上降低了人體罹患傳染疾病的可能性。

二、密閉性較好

通常情況下，烘碗機在關閉的時候不會有縫隙，這樣蟑螂等昆蟲就不會輕易爬入其中，汙染餐具，人體也不會因為昆蟲攜帶的病毒而生病了。

三、烘乾功能良好

在烘碗機有烘乾的功能鍵，可以讓碗櫃中的餐具在消毒、清洗後一直處於乾燥的狀態。這樣可以有效避免細菌在餐具上滋生，黴菌也不會在碗櫃內壁滋生。

烘碗機雖然使用達到方便又衛生，但是，如果不能正確使用，也會危害到人體的健康。餐具要在仔細清洗後再放入烘碗機，在高溫的環境中會受到影響的餐具要擺放在低溫層，然後再進行消毒。

另外，不要把彩瓷容器放入烘碗機中進行消毒，因為在這種容器的彩釉中含有多種重金屬有毒物質，在烘碗機中進行消毒時，高溫會促使彩釉中的有害物質釋放出來，從而汙染整個烘碗機。但是，不是說不能使用這種容器，因為這種容器中的有害物質在正常溫度下，是比較穩定的，烘碗機最高的溫度可以達到 200℃，彩釉中的有害物質當然會滲出來了。

漆製筷子 ── 重金屬毒物吃進來

在遠古時候，人們用手抓拿食物吃，隨著社會文明的進步，人們逐漸發明了一種可以代替用手拿取食物的工具 ── 筷子。而當今市場更是充滿了形形色色的筷子，木質的、塑膠的、不鏽鋼的、竹質、玻璃纖維的，甚至還有更加奢侈的骨瓷筷子、純鈦筷子，這些品種繁多的筷子讓人應接不暇。為了增加筷子的色彩，很多生產廠商還在筷子的表面噴塗了五顏六色的漆。但是這麼多種類的筷子，每一種都是安全的嗎？

面對市面上各式各樣的筷子，我們可能會感到迷茫，因為很少有人會對筷子仔細研究一番。但是筷子是我們每天都要使用的工具，它還會直接接觸到我們的口腔，筷子是否安全直接影響著我們的身體健康，因此，我們一定要把好筷子這一關。

噴塗彩漆的木質筷子是絕對不能使用的，因為彩漆中含有一定量的鉛和有機苯等物質，它們都具有毒性。此外，在使用的過程中，經過磨損、燙熱，筷子上的彩漆會脫落，伴隨食物進入口中，從而對人體健康造成一定的影響。特別是小孩子，他們都非常喜愛色彩鮮豔的食物，當小孩子偏要使用色彩亮麗的筷子時，家長並沒有意識到彩漆筷子的危害，允許小孩子使用。但是小孩子對有毒物質的承受力並沒有成年人高，長期使用這種筷子，會對身體造成更大的傷害。因此，成年人和小孩子都不應該使用彩漆筷子。

此外，塑膠筷子也應該避免使用。塑膠的硬度不夠，在高溫的環境中很容易變形或融化，也就是說人們在使用塑膠筷子進食的時候，無形之中會吃掉一些有害物質，從而對人體產生一些不良影響。

目前在市面上還有銀質、不鏽鋼、純鈦等金屬筷子，這類筷子很好清

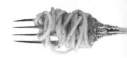

洗，在清洗後容易乾燥，而且比較安全，是比較歡迎的一類筷子。但是不足之處就是容易燙嘴，因為金屬有著良好的導熱性，當金屬筷子在夾取燙熱的食物時，食物的熱量就會傳遞到筷子上，從而燙到嘴。此外，這類筷子的重量大，夾取食物的時候很不方便。

還有一些追求生活品質的人喜歡用骨瓷筷子，這類筷子有著很好的質感，但是價格較貴，顏色在使用的過程中會發生改變，所以不是實用的筷子。

以上這三類筷子都是應該避免使用的，最健康的筷子應該非木筷和竹筷莫屬。當然，在這兩類筷子中最最衛生的是竹筷。竹筷的原料是竹子，其天然無毒無害的特點正好符合現代社會人們所宣導的健康理念。因此，竹筷是很好的選擇。但是這類筷子也有不足之處，若沒烘乾容易發霉、竹纖維縫隙藏汙納垢。

從以上內容可知，筷子的選擇是非常有學問的，那麼，在筷子的使用問題上，我們應該注意什麼呢？

一、不可混用筷子

雖然家人中沒有傳染性疾病的攜帶者，但是混用筷子也可能會造成交叉感染。資料顯示，接近 50% 的人體內都存有幽門螺旋桿菌，這種細菌能夠導致胃病，而且通常會在家庭之中進行傳播，筷子在傳播這種細菌的問題上扮演著很重要的角色。

二、徹底清洗筷子

當我們在清洗筷子的時候，一般都會把筷子全部放進水盆中，然後用洗

潔精進行清洗，最後沖洗完畢後直接放入筷子筒中。其實，這樣的清洗方法是不正確的，很容易使筷子滋生細菌，對人體的健康造成威脅。

當我們在清洗筷子的時候，應該將洗潔精倒在筷子上，然後用力搓洗，洗淨後將水分控掉，再放進筷子筒中。筷子筒最好選擇鏤空的，這樣可以避免底部存有水分，滋生細菌。

三、定期更換筷子

在很多家庭中，筷子只要沒有出現損壞就會一直使用下去，但是這樣的做法並不衛生。隨著使用時間的成長，筷子的表面就會出現縫隙、凹糟，這些地方很不容易清洗乾淨，細菌很可能會在其中滋生繁殖，並隨食物一同進入口中，從而危害人體健康。所以，筷子在使用 6 個月後就應該更換一次。

食品包裝袋 ── 向食物釋放「毒氣」

在我們的生活中，時常都會出現食品包裝袋，在商店中更是多得數不清，花花綠綠的包裝袋裝著一袋袋的零食。在兒童食品中通常還會裝有卡通卡片，這樣無疑是為了吸引更多的小朋友來購買，而且在我們的觀念中似乎認為這是很平常的一件事，事實上，這種司空見慣的做法，使得包裝袋中的食品一直承受著有毒物質的侵襲。而經常食用這些食品，人們的健康也會受到影響，特別是兒童。

食品包裝袋是現代食品工業中必不可少的一種物品，沒有它的存在，食物就無法承受住長時間的運輸、儲存，所以，對於食品來說，包裝袋是非常重要的。但是社會上一些貪婪的人，為了追求更高的利益，使用品質不合格的包裝袋，而在這些包裝袋中甚至還含有對人體有害的成分，這樣一來，它

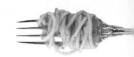

就會逐漸侵蝕人們的身體。

因為塑膠的韌性比較強，而且不容易被腐蝕、潮化，所以，在目前的市面上，幾乎所有的包裝袋都是塑膠製品。塑膠的種類有很多，比如聚乙烯型、聚丙烯型、聚苯乙烯型等，在這些種類中，聚乙烯和聚丙烯是最安全的，是能夠用來包裝食物的。大部分聚氯乙烯的塑膠包裝袋都有毒，如果使用在包裝工序中，就會給人體帶來不良影響。

那麼，為什麼不能用這種包裝袋呢？因為在對其進行檢測的時候，所得到的蒸發殘渣指示控制量不高，不能達到安全使用的指標，從而汙染食物。這種檢測可以反映包裝袋在包裝醋、酒等液體時所滲出的雜質和重金屬有多少，如果包裝袋的品質不好，則會滲出大量的雜質和重金屬，從而危害人體健康。另外，在大部分的食品包裝袋中都含有一種有毒物質 —— 苯，但是這種物質會在空氣中揮發出去，如果在生產包裝袋後沒有留給苯揮發的時間，那麼，這種有毒物質就會殘留在包裝袋中，從而影響食物的品質。

根據國家規定，在食品的包裝袋上應該標出「食品用」的字樣。但是，在市面上仍然存在不標注這三個字的包裝袋，而且劣質食品包裝袋非常氾濫。食品包裝袋的安全直接影響到人體的安全，所以，我們在超市中購買食品的時候應該注意以下幾點：

1.　在選購食品的時候除了要注意食品本身的品質外，還應該仔細觀察一下食品的包裝袋，看看包裝袋是否整潔，是否有「食品用」這三個字。在購買食品包裝袋的時候也不要只看價格，不看品質。價格太低的食品包裝袋通常都是由小型工廠生產的，品質難以得到保障。

2.　在選購食品的時候要看清使用說明。有些食品包裝袋是安全的，但是並不適合在微波爐中使用，或者在接觸較熱的食物後滲出有害物質，危害

人體的健康。

3. 在食用包裝袋中的食物時，應避免讓裡面的食物觸碰到包裝袋的外表。在飲用塑膠包裝的飲品時，應該用仔細清洗瓶身的上部，避免在飲用飲品時，將沙土等雜質喝進體內。

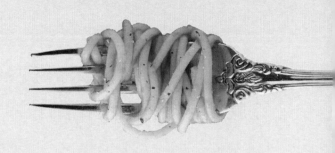

第六章

不經意間，食品變「垃圾」

空腹喝豆漿 —— 浪費食法

　　隨著人們生活的豐富多彩化，大魚大肉已經不能滿足人們的胃了，很多人更注重自己的健康。很多健康節目都在宣傳著清晨一杯豆漿的好處，於是，越來越多的人都在努力養成每天一杯豆漿的習慣。但是很多人由於工作繁忙，沒有時間烹飪更多的食物，於是空腹喝一杯豆漿就上班去了。但是，這樣喝豆漿對身體沒有好處。

　　豆漿不僅價格低廉，而且對身體非常有益，不僅可以使人的骨骼代謝得到很好的改善，遠離骨質疏鬆，還能夠預防動脈硬化。但是不少人由於工作繁忙，早上做完豆漿後，就沒有時間再準備其他食物了，只能空腹喝豆漿。還有一部分人認為豆漿只有空腹喝，才能夠更好的被人體吸收。事實上，這種觀點絕對是錯誤的。

　　毫無疑問，豆漿的營養價值是很豐富的，特別是蛋白質，蛋白質能夠構建新組織、修補舊組織，但是在早上只攝取了蛋白質，就會造成蛋白質的浪費，因為其中的一部分會被作為熱量消耗掉。此外，空腹喝豆漿還會讓身體中的營養失衡，從而影響消化、泌尿系統。

　　豆漿雖好也不是每個人都能夠食用的，患有腸胃疾病或者腎病的患者最好不要食用豆製品。

　　那麼，我們應該怎樣避免豆漿變成傷害身體的食物呢？在喝豆漿的時候應該搭配一些含碳水化合物、澱粉做才能食物，比如麵包、饅頭等，或者在吃完早餐後再喝豆漿。這樣就可以避免蛋白質被作為熱量消耗掉，而且還能夠在體內酶的作用下得到很好的分解，從而最大限度的促進蛋白質的吸收，使其在人體內發揮出真正的作用。

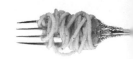

那麼，我們在喝豆漿的時候應該注意哪些問題呢？

1. 不能飲用生豆漿或者沒有完全煮熟的豆漿，否則就很容易造成腹瀉、噁心等症狀。

2. 不要把雞蛋打在豆漿中飲用，蛋清在接觸豆漿時，會產生一種很難被人體吸收的物質，因此，會造成雞蛋的浪費。

3. 不要在豆漿中添加紅糖，因為紅糖中的物質會和豆漿中的蛋白質相互作用產生一種影響人體健康的物質。

4. 不用保溫瓶存放豆漿，因為豆漿在 3 個小時左右就會出現變質的狀況，飲用變質的豆漿對身體有害。

5. 不要大量飲用豆漿，如果一次性喝進了很多豆漿，就很可能會導致過食性消化不良症，從而出現腹部脹痛、腹瀉等狀況。

除了注意以上問題外，喜歡在家中自製豆漿的人們要注意，最好不要將豆漿過濾，因為這樣會浪費大量的纖維，纖維對人體的健康非常有好處，可以說是人體的「清道夫」。如果非要過濾豆渣，可把豆渣存放在碗中，在做餅的時候，將其和麵粉混合在一起做成豆渣餅，這樣可以在獲得蛋白質的同時，讓健康更上一層樓。

早餐吃零食 ── 胃真的很「受傷」

在當今社會，隨著健康知識的普遍傳播，很多人都已經意識到了早餐的重要性，但是快節奏的生活讓人們顧及不到早餐，通常會將早餐直接跳過或者用超市買來的零食代替營養的早餐。這樣雖然可以節省時間，但是，長久下來，胃部就會受到傷害。

第六章　不經意間，食品變「垃圾」

專家表示，早餐缺乏主食，人體就很難獲得足夠的碳水化合物，長久下來，人體的營養狀況就會受到影響。很多人由於工作繁忙，直接從商店中買早餐，這些早餐大多都是零食。這些零食並不能滿足我們身體的需求，因為它們大多是由穀物製成，蛋白質含量很少。此外，零食多是比較乾的，人體在夜間已經耗損了很多水分，到了早上，就會非常需要水，如果吃比較乾的食物，不僅不容易下嚥，還會影響人體對食物的消化吸收。

專家還表示，早餐太過單一，比如以穀物為主，很可能會影響人一天的學習、工作狀態，造成注意力不集中、疲憊等。這是因為穀物中的碳水化合物在進入人體後會讓人瞬間充滿能量，但是過不了多久人體就會飢餓難耐。當中午到來時，人體的血糖會非常低，因而出現反應不靈敏、無精打采、疲乏等狀況。而且太過單一的早餐不能給予人體所需的多種的營養物質。

而且，商店中的零食通常都不是熱食，而在早上吃冒著熱氣的食物才能夠更好的呵護「胃氣」，以及人體的整個消化系統。因為人在剛剛起床的時候，身體的陰氣還沒有完全散去，肌肉、神經和血管都還沒有完全舒展開，如果在這種情況下食用比較生涼的零食，不僅會使消化系統受到影響，全身都會出現氣血不暢的狀況，長期如此，身體的抵抗力就會下降。

所以，早餐不僅要吃，還要吃好，不能隨便用零食解決。最好的早餐可以給予我們豐富的營養物質，特別是蛋白質，同時還應該有醣類、脂肪等。工作比較繁忙的上班族不要把「忙」當做不吃早餐的理由，想要吃好早餐一定可以擠出時間。早上可以吃些主食，外加一杯牛奶（一個雞蛋），少許豆製品，一個水果等。

但是早上最好不要喝優酪乳，因為在空腹的情況下，優酪乳對胃部會有一定的傷害。另外，在空腹的時候也不要食用番茄、梨等蔬果。

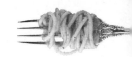

錯誤喝牛奶 —— 不養生反而傷身

　　牛奶的營養價值是非常高的，對於人體非常有益，它也常常被人們當作早餐。但是，這種非常常見的食物，很多人都不知道怎樣正確飲用。

　　飲用方法不當，不僅不會達到增強體質的作用，還會對身體造成傷害。那麼，在我們的喝奶概念中，有哪些是錯誤的呢？這些錯誤又會對人體造成哪些影響呢？請看下面的介紹：

一、牛奶濃一些

　　牛奶濃一些，營養就會更豐富，而人體就會得到更多的營養物質。這是大部分人的觀念，然而，這並沒有科學依據。

　　在牛奶中少放一些水。多放一些奶粉，使牛奶的濃度高於正常數值，這樣就成了濃牛奶。特別是在餵養寶寶的時候，很多家長擔心嬰兒的營養攝取不足，因此會在牛奶中添加很多奶粉，但這對於嬰兒來說，並沒有好處，會使嬰兒出現食慾下降、排便不暢、腹瀉等狀況，甚至還會導致急性出血性小腸炎。這是因為嬰兒的五臟還沒有完全發育，比較「柔弱」，過濃的牛奶加重了五臟的負擔。

二、牛奶中多一些糖

　　在很多人的觀念中，牛奶在加糖之後，才能夠在人體中得到很好的消化。但是並不是糖加得越多就越好，否則就會導致身體肥胖。

　　那麼，在牛奶應該添加什麼糖呢？答案是蔗糖。蔗糖在人體內會轉變成葡萄糖，非常利於人體吸收。由於葡萄糖甜度低，導致人們很容易為了增加

甜度而添加過量。

　　不僅在牛奶中添加糖有講究，在什麼時候放糖也是需要注意的。如果想要對牛奶進行加熱，那就不要在加熱的過程中添加糖，因為在高溫的環境中，牛奶中的離胺酸會與糖發生化學反應，產生對人體有害的物質。所以，奶在加熱後，應該靜置一段時間，在牛奶溫熱的時候添放糖。

三、牛奶加入巧克力

　　有不少人都將牛奶和巧克力一同食用，因為牛奶和巧克力都能夠給人體提供能量。但是這樣的飲食並不健康，牛奶中的鈣質非常豐富，而巧克力中卻含有大量的草酸，這兩種物質相遇會生成草酸鈣。這樣就使牛奶中的鈣質被白白浪費掉了，而且對人體還會造成一定的傷害。草酸鈣在人體內是不能被吸收的，因此，經常在喝牛奶的時候吃巧克力，會造成腹瀉，延緩兒童身體發育，還會導致老年人骨質疏鬆。

四、用牛奶喝藥

　　有些人在吃藥的時候並不用水，家裡有什麼就用什麼，用飲料吃藥，甚至還有人用牛奶吃藥，以為牛奶有營養，可以讓藥物發揮出更好的效果，但是，這樣的觀念絕對是錯誤的。用牛奶吃藥，牛奶中的礦物質元素會與藥物反應，生成一種不能溶於水的物質，從而使藥物不能發揮出其真正的藥效，不利於人體健康。因此，不僅不要用牛奶吃藥，在吃藥的前後兩個小時之內都應該遠離牛奶。

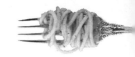

五、在牛奶中添加橘汁或檸檬汁

有些人覺得牛奶的口味太淡了，就在其中添加一些橘子汁，這樣牛奶的口味就不再單調了，變得酸酸甜甜的。但是這樣的喝法健康嗎？橘子是高果酸食品，其中含有大量的果酸，當其與蛋白質相碰後，會使蛋白質發生變化，失去對人體的營養作用，然而牛奶中就含有大量的蛋白質，如果在牛奶中添加橘子汁，就會使其中的蛋白質被浪費掉。

七、將牛奶放入稀飯

嬰幼兒由於牙齒還沒有得到完全的發育，所以，起初主要的食物就是牛奶、稀飯。有些家長擔心孩子只吃稀飯會造成營養不良，於是想出了一個非常好的吃法，就是在稀飯中倒入一些牛奶，以為這樣就可以保證孩子補充到充足的營養物質。但是這種吃法並不好。嬰幼兒在進行發育的時候需要從牛奶中獲得充足的維生素 A，而稀飯中卻含有脂肪氧化酶，這種物質在遇到維生素 A 的時候，會將維生素 A 破壞掉，從而導致嬰幼兒身體發育不良，抵抗力下降。

八、牛奶要經過高溫消毒

細菌在 100°C 的高溫下就會全部被殺死，所以，有些人認為只有牛奶煮開後，其中的細菌才能夠徹底清除。事實上，牛奶在 70°C 的溫度中煮 3 分鐘就能夠達到殺菌的目的了。若是將牛奶煮開，牛奶中的乳糖很容易焦化，這樣的牛奶會增加癌症的患病機率。此外，牛奶在煮開後，其中的鈣元素還會沉澱，使鈣質被浪費掉，從而對人體達不到應有的營養作用。

九、瓶裝牛奶置於陽光下

補充鈣質除了要攝取足量的鈣元素外，還應該適量攝取維生素 D，因為維生素 D 能夠促進鈣質的吸收。而晒太陽能夠補充維生素 D，於是有人就將牛奶放在了陽光下。事實上，這樣的做法只能得到很少的維生素 D，而且還會使其中的維生素 C 等多種維生素大量流失。此外，陽光下的溫度較高，會使牛奶變質。

錯誤吃蔬菜 —— 健康偷偷溜走

從小時候開始，家長就告知我們要多吃蔬菜，不要總吃肉。到了現在，我們也總是教育別人，多吃蔬菜，有益身體健康。但是，你可否知道，不是只要吃蔬菜，就對身體有益的，吃蔬菜的方式、烹飪蔬菜的方式等都會影響到蔬菜中的營養物質的含量。

現在讓我們來看看讓蔬菜不再營養的烹調方式和食用方式。

一、久放蔬菜

很多人由於工作繁忙，很少有時間購買蔬菜，到了週末，就會購買一大筐的蔬菜，這樣在接下來的一週中就不用再購買蔬菜了。這樣的做法看起來十分明智，但是對於蔬菜來說，是非常不利的。蔬菜在常溫中保存一天，就會流失很多營養物質，特別是綠葉蔬菜。如果放置的時間更長一些，營養物質損失的就會更加嚴重。所以蔬菜最好現買現吃，或者別讓蔬菜放置的時間過長。儲存的地方應該乾燥、通風、陰暗。

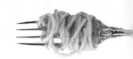

二、丟掉了維生素含量最多的部分

人們在對蔬菜進行加工的時候，有時會丟掉蔬菜中最有營養的部分，比如豆芽的豆瓣，有些人覺得豆瓣太小了，主要食用的是芽，所以就把豆瓣丟掉了，其實豆瓣中的維生素是最多的；也有一些人在洗豆芽的時候太過「賣力」，將豆瓣全都洗掉了，這都是得不償失的。再比如：很多人在做水餃餡的時候都習慣性的將菜汁擠乾，而這一做法，使食物中的維生素流失。

三、用小火炒菜

有不少人認為猛火炒菜會將蔬菜中的維生素炒沒，於是就選擇用小火慢炒。事實上，這樣的做法是非常不對的，維生素是很怕熱，而小火的溫度也是很高的，同樣會導致維生素流失，而用猛火炒菜，在再其中添加一些食醋，維生素流失得就比較少了。

四、菜炒好了不立刻吃

有些人喜歡將食物提前烹調出來，然後整齊的擺放在桌子上，等待家人歸來食用，這是一幅多麼溫馨的畫面呀！但是長時間放置的蔬菜已經流失了很多營養物質，所以，飯菜不要提前做，要現炒現吃。

五、先切菜後洗菜

在餐廳工作的人都知道，很多蔬菜都是在切完後才清洗的。因為蔬菜太多，這樣清洗更加省事。但是這樣的做法很容易使蔬菜中大量的營養物質被清水沖走。

六、只吃炒菜

　　大部分人認為，將蔬菜和肉一起炒能夠有效控制身體攝取的脂肪量。但是這種觀念是錯誤的，蔬菜和肉一起炒，蔬菜會吸收很多油脂，使人在食用蔬菜的同時也會攝取到一定量的脂肪。

錯誤的喝水方式 —— 不知不覺毀掉健康

　　人的生命離不開水，但是很多人都不會正確喝水，而且每天都在重複這些錯誤的做法。當然，人們一般是不會注意到自己的飲水方式是錯誤的。有些人認為，就算喝水的方式是錯誤的，但也補充了水分，喝水沒必要在意那麼多。事實上，不恰當喝水還會對身體造成危害。

　　裝在杯中的水看起來透明純淨，但是其中並不乏對人體有害的物質。不管喝飲水機中的水，還是喝塑膠瓶中的水，只要方式錯誤，都會對身體造成不良影響。現在來看一看你們錯誤的喝水方式有哪些：

一、飲用剛剛燒開的水

　　無論是哪個年齡層的人，都喜歡飲用燒開過的水，這樣的習慣是非常好的。但是水剛剛開就飲用，很容易讓人體聚積致癌物。在都市中可飲用自來水都是經過消毒的，而自來水所使用的消毒液都是經過氯化的，氯在水中一旦遇到有機物，就會生成氯仿等具有致癌作用的物質。

　　所以，喝水不要著急，接完自來水後，放在一旁靜置一會；當水快要沸騰起來時，將壺蓋敞開；水開後，多讓它沸騰一會。這樣的白開水就安全了。

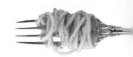

二、喝飲水機中的水

隨著物質生活越來越豐富，每個家庭幾乎都配備了飲水機，而在公司、公共場所中，飲水機的身影也經常出現。但是很多家庭、公司都很少對飲水機進行定期清洗。這樣一來，經過淨化的潔淨水就遭受到了嚴重的汙染。有人會奇怪，飲水機中的水是不與外界接觸，怎麼會遭到汙染呢？其實，當你打開接水開關時，空氣就進入到飲水機中了。空氣中存在很多微生物和塵埃，當然會將飲水機汙染。人經常喝這樣的水，就有可能將病原細菌喝進體內，從而出現腹瀉等不適症狀。

在家庭中的飲水機最好一個月洗一回，而對於辦公室、公共場所中的飲水機，應該適當增加清洗的頻率。

三、總喝瓶裝水

近些年，瓶裝水以其低廉的價格、利於攜帶的外表贏得了人們的寵愛，很多人在出門遊玩、旅行的時候都喜歡帶很多瓶礦泉水。但是瓶裝水潛藏的危害並不少。

瓶裝水所使用的瓶子是塑膠製成的，一旦在陽光下曝晒，或者接觸溫度較高的食物，瓶子就會釋放出有害物質，從而汙染到水，進而對人體造成傷害。此外，瓶裝水沒有一次性飲完也是非常不健康的。

出門在外，還是應該用品質好一些的瓶子裝水。

四、常喝反覆加熱的水

現今，很多家庭中都有電熱水壺，在想喝水的時候，做一壺就可以了，但是一壺水總有剩下的時候，水涼了再加熱一次，就這樣，水經過反反覆覆

的加熱，產生了對人體有害的物質。

五、渴了才喝水

大部分都對喝水沒有足夠的重視，不渴的時候絕對不喝水。事實上，當你想要喝水的時候，身體中的水分已經流失了很多。有人認為，在口渴的時候才喝水沒有什麼不對，不渴喝什麼水。

其實，人喝水不僅僅是為了消除口乾舌燥的感覺，還是為了身體健康。體內沒有充足的水分，血管中的血液就不能進行很好的循環，還會使血液的濃度增加，從而導致心腦血管疾病。因此，我們應該將水看成一種「保健品」，時不時喝一些，身體就會更健康。

六、每天喝水太少

很多人在工作繁忙的時候，都會意識不到自己已經渴了，需要補充水分了，即使意識到了，也不會馬上喝水，總想著忙完了再喝。喝水少對身體的危害非常大，特別是對腎臟和膀胱。

雖然很多食物中都含有一定的水分，但是光從食物中攝取水分是遠遠不夠的。每天補充充足的水分能使人心情愉悅、維持體重。

七、早上起床後不喝水

對於人體來說，清晨的第一杯水等同於觀音玉淨瓶中的一滴甘露，滋潤人體的每個角落。人在夜晚休息的時候，身體依然在進行著新陳代謝，消耗掉了大量的水分，而體內也存有很多汙物，清晨一杯水，不僅能夠補充水分，還能夠清洗胃腸道中的汙物，使人恢復正常的血液循環。而清晨不喝

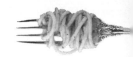

水，人體的血液就會非常黏稠，對於心血管疾病患者來說，是非常危險的。

八、吃鹹了喝飲料

人們在吃了含有高鹽分的食物後，經常會感覺到口渴，在這個時候，有些人拿起桌邊的飲料就喝，多數飲料中含有大量的糖分，而太甜的食物也會使人口渴，因此，在吃鹹了後喝飲料會加重口渴的感覺。

若是吃了太鹹的食物，應該馬上喝些水，最好是純水或檸檬水，盡量不要喝含糖飲料和優酪乳，因為過量的糖分也會加重口渴的感覺。

九、睡前不喝水

人在入睡的時候，會消耗不少水分，如果在睡前不喝水，次日清晨，體內血液的濃度就會增加，進而增加心腦血管疾病的患病機率。所以，在臨睡前喝一些水，對於身體是十分有好處的。

但是需要注意一點，睡前飲水量不能太大，特別是老年人，喝一兩口就可以了。

常吃菜湯泡飯 —— 咀嚼肌萎縮了

有不少人在吃飯的時候都喜歡在米飯中倒些菜湯，這樣可以讓飯更加有滋味，而且還可以提高食慾。特別是兒童，一旦養成了泡湯吃飯的習慣，不泡湯就不吃飯。但是，這樣的飲食方式究竟對我們的身體健康有沒有影響呢？

事實上，湯泡飯對身體健康非常不利。

第六章　不經意間，食品變「垃圾」

　　同樣是吃，為什麼泡湯吃就不行呢？這是因為當我們在進食的時候，會在口腔中進行初步加工，牙齒就是粉碎工具，對食用進行切磨，將不好消化的大塊食物逐漸磨成利於腸胃消化的碎顆粒；與此同時，唾液腺還會分泌大量的唾液，舌頭在這時就充當攪拌的角色，使食物充分的與唾液接觸、混合。當唾液充分包裹食物後，唾液中的澱粉酶就會與食物中的澱粉發生反應，將澱粉轉化成麥芽糖，從而利於腸胃對其進行進一步的消化吸收。此外，當舌頭在口中對食物進行攪拌的時候，食物的味道會滲入舌頭上的味覺神經，味覺神經在感受到味道後就會傳達給大腦，大腦接收資訊後便會向胃、胰臟下達準備命令，隨後胃、胰臟就會準備好消化液，隨時消化食物。

　　但是湯泡飯卻打亂了人體消化的步驟。米飯在菜湯的作用下會變軟，人在食用的時候就會忽視對米飯的咀嚼過程。米飯沒有得到充分的咀嚼，口腔中的唾液就無法充分分泌，那麼，在舌頭對食物進行攪拌的時候，唾液就不能將食物包裹起來，澱粉酶在菜湯的作用下也不濃了；再加上食物快速流入胃中，味覺神經就沒有完全感受到味道，大腦就接收不到資訊，也就無法傳達命令，胃就不能做好消化食物的準備，所以分泌的胃酸很少。這樣人體消化的程序就被打亂了，時間長了，胃部就很容易出現疾病。

　　吃湯泡飯對兒童的傷害更大，因為兒童身體中的一切功能還正在發育的過程中，消化能力本身就沒有成年人強，而經常進食湯泡飯，腸胃對食物的消化吸收就會不充分，而且咀嚼功能也會受到影響。此外，經常食用湯泡飯，兒童在進餐的時候就不能細嚼慢嚥，從而養成狼吞虎嚥的不良習慣。

　　除了兒童外，患有痛風和心腦血管疾病的人也應該少吃湯泡飯，特別是肉湯泡飯。因為肉湯中的嘌呤含量比較高，還含有大量的食鹽和脂肪，經常食用會加重病情。

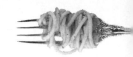

　　如果你已經養成了吃湯泡飯的習慣，想要戒掉湯泡飯也是很容易的，方法就是飯前喝湯。飯前喝湯可以讓口腔得到充分的滋潤，並在一定程度上刺激味蕾，提高食慾。不僅如此，飯前喝湯還有利於食物的咀嚼和吞嚥，而且還可以使胃做好分泌胃酸的準備，利於食物消化。但是飯前喝湯要控制好量，太多的湯水會稀釋消化液，從而影響消化能力，造成消化不良。

第六章　不經意間，食品變「垃圾」

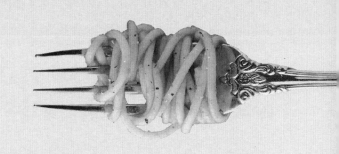

第七章
食品廠和社會「汙染」
將食品「垃圾」化

第七章 食品廠和社會「汙染」將食品「垃圾」化

罐頭食品 ── 兒童的毒藥罐

現代人的生活節奏比較快，在很多時候，都會用罐頭來解決自己的正餐。然而，有些家長竟然因為工作忙在家中儲存了各種罐頭，讓沒有午餐吃的孩子食用。家長的這種做法雖然是情有可原的，但是卻把自己的孩子推向了疾病的邊緣。

罐頭的保存期限非常長，食用方便，而且價格低廉，人們花較少的費用就可以吃到非當季的蔬果。可是說罐頭是集多種優點於一身的食品。這就讓很多家長認為罐頭很適合孩子食用，不僅色鮮味甜，而且營養豐富，同時還可以長期儲存。雖然如此，可罐頭並不適合兒童食用。

在市面上銷售的罐頭品種多樣，但是製作工藝都大同小異。為了讓罐頭中食物的顏色更加鮮美，保存期限更長，大部分工廠都會在其中加入一些食品添加劑，這些添加劑的毒性雖然都很小，但是對於身體正在生長發育的兒童來說，危害還是很大的。

正在發育的兒童，體內的臟腑功能還不完善，其中就包括肝臟的解毒功能，若是經常食用罐頭，罐頭中的少量毒素不能及時化解，逐漸累積就會威脅到兒童的身體健康。此外，在水果罐頭的湯水中含有很高濃度的糖分，水果經常泡在其中就會浸入大量的糖分，若是兒童經常食用，體內就會聚積很多糖分，這些糖會經過一系列反應轉變成脂肪，時間長了，兒童就會發胖，甚至出現多種疾病。經過研究發現，兒童體內所分泌的胰島素比成年人要少很多，如果長期食用糖分過多的罐頭食品，出現糖尿病的概率就會高於食用等量罐頭的成年人。

而且，罐頭食品並不像很多人想像的那樣營養豐富，因為，在罐頭的製

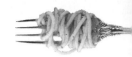

作過程中，會經過超高溫滅菌，罐頭長時間處於高溫環境中，其中的一些營養物質就會受到一定程度的破壞，特別是維生素。維生素 C 會流失 45% 左右，維生素 B1 會流失 60% 左右，維生素 A 會流失 25% 左右，維生素 B2 和維生素 PP 也會流失一些，而這些維生素對於兒童的發育都會達到一定的作用，尤其是維生素 C，對於兒童的發育來說，是必不可少的。

這樣看來，兒童還是少吃一些罐頭吧，成年人也應該少量食用。即便如此，還是會有些嘴饞的人抵擋不住罐頭的誘惑，那麼，這就需要我們在控制食量的基礎上仔細挑選罐頭。

我們在超市中選購罐頭食品的時候，要觀察罐頭的頂部，如果罐頭的品質合格，真空包裝，那麼，頂部就會有些凹陷；如果頂部有些凸起，就最好不要購買了，這種情況通常是罐頭內的食物變質了，產生的氣體將瓶蓋頂起來了。

醃製食品 —— 帶著包裝的致癌物

在我們的身邊，有很多人喜歡吃醃製食品，這些醃製食品總是能夠勾起人們的食慾。但是它們對我們的身體健康弊大於利。

醃製食品不是以鹹為主的食物，也有辣、酸，比如辣白菜、泡椒、酸黃瓜等。研究表明，長期食用醃製食品會引發癌症。專家表示，在醃製的食物中存有非常多的黴菌，而這些黴菌也經常會出現在醃菜的壇邊上，它們在繁殖的過程中會產生大量毒素，而其中的一種毒素，完全可以引發食道癌。

而且，在醃製食品中還有另外一種物質 —— 亞硝胺化合物，這種物質可以導致癌症的發生。在某種酸性的環境中，硝酸鹽或者亞硝酸鹽會與二級胺

發生化學反應，產生亞硝胺。這種物質會讓人或動物體內的某些部位發生癌變，如食道癌。

在某些地區，那裡的人民非常偏愛醃製食品，而這些地區正是食道癌的高發區。日本的癌症發病率比較高，經過分析發現，這種現象與日本人喜食醃魚有一定的關係。

在醃製蔬菜的罈子中，存在著多種細菌，他們可以促進大量的亞硝酸鹽的生成，比如大腸桿菌。當細菌在分解亞硝酸的時候，會產生乳酸等多種酸性物質，而這些物質又會分解出大量的亞硝酸鹽。

如此看來，想要遠離癌症，我們應該少吃一些醃製食品。但是，總有些人控制不住自己的嘴巴，那麼，我們怎樣將醃製食品對人體的危害降到最低呢？最好自己動手製作醃菜，不要到超市去購買醃菜成品。在醃菜的過程中應該注意以下兩點：

一、醃菜前

在醃菜前，應該選購一些新鮮的蔬菜，並在陽光下晒一段時間。

二、醃菜時

把蔬菜裝進罈子中，要注意把罈子裝滿，再放入足夠的食鹽，然後封閉嚴實。

醃菜的時間一定要足夠長，否則就容易生成亞硝酸鹽，這種物質在進入人體後會將血液中攜氧的物質氧化，從而使其喪失攜氧功能，導致組織缺氧，引發胸悶、氣短等症狀。如果在食用醃菜的時候出現了以上症狀，不要太過慌張，及時把門窗打開，然後再服用一些可以解毒的藥品。

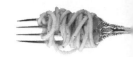

在蔬菜醃好後，我們可以在想要食用的時候取出一部分，然後用滾燙的沸水泡 30 分鐘左右，這個步驟能夠除去醃菜中的部分有害物質。此外，在食用醃菜的時候，可以搭配食用一些大蒜，或者在吃完醃菜後喝一杯茶，這樣就可以降低醃菜過程中產生的毒素對人體的傷害，還可以阻礙亞硝酸鹽轉化為亞硝胺，從而讓我們遠離癌症。

方便類食品 ── 有熱量沒有營養

幾乎每個人每天都會食用一次方便類食品，特別是上班族，因為工作繁忙而沒有時間為自己準備營養的正餐，通常就用方便類食品來代替自己的正餐。所以，方便類食品可以說是他們的救星，不僅省去了烹飪菜餚的時間，還為自己爭取了工作的時間，而且還不用每天費盡心思考慮吃什麼。但是，經常用這些方便類食品填飽肚子，很可能會讓身體狀況越來越差。

經過調查發現，在每個家庭中幾乎都備有方便類食品，每個人都會有不想做飯的時候，而這個時候，方便類食品就成為了「寶貝」。但是食用方便類食品更多的是學生和上班族，父母上班忙，學生回到家只能自己解決早餐、午餐問題，而上班族由於工作問題，可能一天都在食用這類食品。

學生的身體還沒有得到完全的發育和成長，方便類食品並不能給他們提供充足的營養物質，這樣久而久之，食用方便類食品的學生就會出現缺鋅、缺鈣等狀況，從而導致大腦發育不完全、身體又矮又瘦。而上班族每天都在耗費大量的精力和腦力工作，他們需要營養來支撐身體的正常運行，可是方便類食品只能滿足他們的胃，不能滿足身體對各種營養的需要，經常食用這類食品，上班族的身體很快就會支撐不住，精神一天不如一天，從而使自己的事業受到影響。造成以上結果的原因就是方便類食品沒有全面、充足的營

第七章　食品廠和社會「汙染」將食品「垃圾」化

養物質，比如泡麵，一袋泡麵中含有一個麵塊、調味料和醬包，其中只含有碳水化合物、食鹽、味精，以及雞肉汁或者蝦汁，但是用量都不多。這樣看來，在泡麵中缺少蔬菜，雖然有些泡麵的調味料中含有脫水蔬菜，但是數量少，根本就無法滿足人體對維生素的需求。此外，在泡麵中還缺少人體每天所需要的蛋白質、脂肪、礦物質等，也沒有膳食纖維，長久食用會導致便祕。調查顯示，在經常吃泡麵的人群中，有大部分人出現了營養不良的狀況，有一半左右的人罹患了缺鐵性貧血，還有部分人群罹患了維生素 B 缺乏症、缺乏維生素 A 引發的疾病等。

方便類食品不僅不能夠給人體提供每天所必需的營養物質，還會對人體造成傷害。因為在有些方便類食品中含有一些對人體有害的成分，比如防腐劑等。而且很多方便類食品中還含有大量油脂，在儲存的過程中很可能被氧化，人體在進食這類食物後，就會使體內的酶系統受到影響，長期食用，就會導致人體提前衰老。

雖然方便類食品對身體有害，但是上班族在工作繁忙的時候總是避免不了要食用這類食品，那應該怎樣減少這類食品對身體的傷害呢？

方法只有一種：如果在一天中的一餐食用了方便類食品，那麼另一餐就應該多食用一些蔬菜或水果、豆製品、肉類等營養物質。這樣就可以在一天之中攝取足夠的、全面的營養物質。

另外，有些人最好不要食用方便類食品，這些人包括消化不良的人群、學生、孕婦、產婦，特別是孕婦，食用方便類食品不僅會影響自己的健康，還會對胎兒造成不可挽回的傷害。

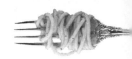

汽水、可樂等飲料 —— 色素香精水

在炎炎夏日，我們通常會犒賞一下自己，買瓶汽水或者可樂給自己降溫。汽水、可樂都屬於碳酸飲料，雖然價格與果汁的差不多，但是其中的營養卻沒有果汁高。碳酸飲料就是充入了二氧化碳氣體的一種飲料，口味多種多樣，深受年輕人青睞。但是，這種飲料帶給我們的身體傷害卻是很大的。

在我們的生活中，有多種類型的碳酸飲料，其中包括，果汁型、風味型、可樂型等。果汁型的就是在碳酸飲料中添加了一些果汁，這些果汁都是由新鮮的水果榨出來的，其中含有多種維生素、礦物質等營養物質。

而風味型的碳酸飲料，雖然在名稱上只與果汁型的碳酸飲料差不多，但是營養成分確是大相徑庭。風味型的碳酸飲料是由香精做出來的，不管是顏色、口味，還是包裝都和果汁型飲料相仿，但是卻沒有什麼營養價值。

在可樂型碳酸飲料中含有各種各樣的果香，口感獨特。另外，還有一些低熱量的碳酸飲料，其中的糖分很少，可以適量喝一些。

那麼，在碳酸飲料中，究竟是哪些成分在危害著人體的健康呢？

一、二氧化碳

在所有的碳酸飲料中都含有二氧化碳，所以在飲用的時候會感覺非常刺激。也許有人認為，二氧化碳對人體健康有危害。其實並不是這樣的，適量的二氧化碳能夠殺死細菌，而且在進入人體後，可以讓人體感到涼爽。可如果經常大量飲用這類飲料，就會對人體的消化系統造成影響。這是因為碳酸飲料中的二氧化碳，不僅會殺死飲品中的細菌，還會對人體內的有益菌種達到抑制作用。尤其是年輕人，在夏季非常喜歡碳酸飲料所帶來的涼爽感覺，

但是一旦飲用過量，飲料中的二氧化碳就會讓人腹脹難受，造成食慾下降、腸胃功能紊亂。

二、糖分

　　碳酸飲料不僅會給人清爽、刺激的感覺，還能夠讓人品嘗到甜味，但是這種甜味只是甜味劑。經常飲用這類飲料，不僅會造成肥胖症，還會加重腎臟的負擔，增加糖尿病的患病機率。對於糖尿病患者而言，更不能經常飲用這類飲料。

三、磷酸

　　在買回碳酸飲料後，觀察一下包裝，你就會看見磷酸這個成分。一般沒有人會去注意這個問題，但是磷酸在進入人體後會逐漸損害骨骼，長期飲用這類飲料，就很可能會面臨骨質疏鬆的危險。人體需要各種元素來維持身體正常運轉，但是其中的某一中元素過量了，對身體就會產生影響，而磷酸過量後會阻礙人體吸收鈣質，使鈣減少、磷增多。身體缺鈣會使青少年發育遲緩，還會造成中老年人骨質疏鬆。

　　透過以上內容我們已經深刻了解到了碳酸飲料對於人體的危害，那麼，我們怎樣在飲用碳酸飲料時減少它對人體的危害呢？

　　在選購的時候，要選擇生產日期比較接近購買日期的產品；挑選罐身堅硬的商品，這是因為飲料在剩餘的情況下，內部的二氧化碳會隨著時間的推移逐漸跑出，當再次打開瓶蓋時，不僅口感變差，也很容易產生細菌；購買時到大商店購買，並且商品的品牌最好為眾人所知。

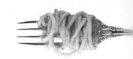

機能性飲料 —— 錯誤飲用傷「心」

在天氣非常炎熱的夏季，各種飲料便暢銷起來。在市面上，不僅有果汁飲料、汽水、可樂，還有機能性飲料。這類飲料的種類也非常多，有提神的、補腦的、補充體力的等，而它們的功效也被店家們描述的很不切實際，小小的一瓶飲料真的有如此大的功效嗎？

科學研究認為，所謂的「機能性飲料」，其中含有大量的糖分、維生素B、胺基酸，而它也能夠對人體達到提神醒腦的作用，但是這種飲料之所以能夠對人體達到這樣的功能，是因為其中含有大量的咖啡因。此外，其中還含有大量的鈉元素和鉀元素，經常飲用這類飲料，不僅不能對人體達到很好的作用，還會對人體造成傷害，特別是心臟。在一般的運動飲料中都含有電解質，剛剛做完運動的人喝完這類飲料，身體狀況就能夠得到一定的緩解，但是如果沒有運動就飲用這類飲料，會增加人體的負擔。

不同種類的機能性飲料的功能是不同的，對人體產生的作用當然也會不同。如果沒有對自己的身體狀態有一個很好的判斷，沒有針對性的喝這類飲料，就不能得到飲料所帶給人的功能，而且很有可能會傷害到自身的健康。比如：機能性飲料中含有咖啡因這種物質，會對人體的中樞神經造成一定的刺激，小孩子是不能飲用的。

此外，機能性飲料的飲用還要依據時間，不能在恰當的時間飲用，也會傷害到身體，比如：有些機能性飲料具有提神的作用，如果人們在臨睡前過量飲用，就會影響睡眠品質，次日醒來出現不適感。

如果患有心臟病和高血壓的人飲用機能性飲料，其中含有大量的鈉元素就會導致心臟負擔過大，血壓上升。而對於身體非常健康，沒有疾病，也

沒有大量運動的人來說，喝機能性飲料是不能體會到這類飲料對人體的效用的。也就是說，一般正常人是沒有必要喝機能性飲料的。

目前，在市面上銷售的機能性飲料品種很多，而對其並沒有一個衡量的標準，所以，機能性飲料對人體的作用還沒有店家宣傳的那樣神奇。這類飲料中所添加的成分與其他飲料有很大的差異。對於體能消耗比較大的人來說，可以適當喝一些。

雪糕、霜淇淋等冷飲 —— 寒氣刺激你的胃

雪糕、霜淇淋等冷飲都是眾多年輕人所喜愛的食物，特別是在夏季，出去遊玩、逛街，都會買一兩根雪糕給自己降降溫。還有很多家庭會一箱箱的批發雪糕，把雪糕存滿冰箱。其實，雪糕在給我們降溫的同時，還在傷害著我們的身體，

有些人在運動之後，用很快的速度就解決掉了一根雪糕，吃完後就會感覺身體的毛孔全部張開，額頭兩側和眼部周圍還會非常疼痛，其實，這是因為雪糕太涼，刺激了頭部神經。快速吃雪糕等冷飲，會造成食道血管收縮、口唇泛青、全身抖動、呼吸急促等。另外，這樣的飲食還會刺激胃部，使胃部痙攣，出現嘔吐、腹瀉、腹痛等症狀。如果一次性食用了大量的冷飲，還會稀釋胃液，妨礙其他食物的消化吸收，並加強腸道蠕動，影響食物的吸收，從而影響人體的健康。所以，人們應該少吃、慢吃冷飲，尤其是本身患有腸胃疾病的人，更應該離冷飲遠一些。

研究顯示，夏季雖然是一個炎熱的季節，但是人們的陽氣並非多在體內，反而陰氣較重。患有虛寒性疾病的患者，比如關節炎患者，他們在日常

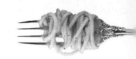

生活中對寒冷一直都比較敏感，如果在夏季食用雪糕等冷飲，就會讓體內的陽氣耗損，從而加重病情。

還有專家表示，當人大量流汗的時候，不要馬上食用雪糕等冷飲，因為在這種情況下，人體的溫度很高，咽部也處於充血的狀態，如果在流汗時馬上食用冷飲，就會讓食道、腸胃瞬間受到刺激，從而出現腹瀉、嘔吐、腹痛等症狀。所以，在劇烈運動後，把身上的汗水擦乾，喝一杯溫水或者茶水是最好的，如果想吃冷飲，不妨讓自己身體的溫度降一降再說。

在炎炎夏季坐在冷飲屋中享受一大碗霜淇淋確實是非常享受的，瞬間身體就熱意全無，十分涼爽了。但是吃雪糕等冷飲的時候，要提醒自己冷飲的危害，控制進食冷飲的量，不要讓我們的健康也隨著冷氣蒸發掉。除了控制進食量，還應該在冷飲的問題上注意哪些方面呢？

一、謹慎購買路攤冷飲

在夏季我們經常會看見商販推著冰箱在街道兩旁賣雪糕等冷飲，對於這樣的冷飲，我們應該謹慎一些，在購買之前，仔細查看商品上的生產日期和保存期限，如果你沒聽說過這種商品的品牌，最好不要購買。

二、冰箱中的飲料

通常情況下，果汁中沒有雜質，開瓶後沒有特殊味道。乳品應該是乳白色的，而且乳汁中沒有沉澱物。大家的選購冷飲的時候要注意以上幾點問題。

第七章 食品廠和社會「汙染」將食品「垃圾」化

透明美味的皮蛋 —— 美麗有毒

皮蛋的別名是「松花蛋」，外表和正常雞蛋毫無差別，剝開蛋皮，就會看見色澤透亮的墨綠色橢圓球體，十分誘人。放入口中，蛋清爽滑，蛋黃細膩，別有一番風味，也正因為如此，皮蛋受到了很多人士的青睞。但是在皮蛋美麗的外表下卻隱藏著毒素。

皮蛋可以說是傳統的一種美食，為什麼以前沒發現有毒，現在卻發現了呢？這是因為皮蛋的毒性並不是很大，少吃不會導致中毒，而也不可能頓頓都吃皮蛋，所以不會出現中毒事件，就算有人中毒了，以當時的科學水準來看，也不會得知導致中毒的是皮蛋。而隨著科學的進步，透過度析、檢查就可以得知皮蛋確實有毒性，而且是重金屬鉛毒。

在製作皮蛋之前，首先需要用茶葉或石灰將雞蛋或者鴨蛋包裹起來，然後進行醃製，在醃製期間，茶葉中的茶多酚、鞣酸、氫氧化鈉就會滲入蛋中，使蛋黃中的蛋白質分解、發生變化，從而使營養成分少於鮮蛋。此外，如果使用傳統的方法來製作皮蛋，還需要在其中添加氧化鉛粉劑，這樣，皮蛋中的含鉛量就會很大，經常食用當然會引起中毒。

在現代加工皮蛋的過程中，需要在蛋體上包裹一層添加了石灰、黃丹粉、純鹼等的混合物，經過 14 天的醃製，就可以製成一批皮蛋。而其中的黃丹粉其實是氧化鉛，在它的作用下，皮蛋的紋理才會更加漂亮。但是這樣的處理必定會使皮蛋受到鉛的汙染，只是汙染不嚴重而已。

「無鉛皮蛋」雖然含有的鉛量微乎其微，但是對於小孩子來說，也是存在危害的，兒童在食用皮蛋後，鉛會充斥在肺臟、腦部、腎臟等組織和紅血球中，還會導致骨骼、牙齒中的鈣質流失。長期食用，會造成食慾不振、智力

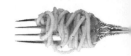

發展障礙、骨骼發育不良、腸胃炎等。

　　除了小孩子不能大量食用皮蛋外，成年人也要食之有度。檢驗顯示，一個看來非常乾淨的皮蛋外殼上會有 450 個左右的細菌，而一個不衛生的皮蛋外殼上則會存在更多細菌，蛋殼並不是完全密封的，上面存在著很多的孔隙，一旦細菌侵入蛋內，皮蛋就會受到汙染，人在食用後就會出現不適感，甚至中毒。這些細菌主要包括沙門式桿菌，有礙健康，導致人體中毒。

　　所以，我們在超市中挑選皮蛋的時候要多加觀察，如果剝開皮蛋後，看到的是褐色的，而且摸起來很有彈性，那麼，這個皮蛋的品質就是比較好的，而且沒有受到細菌的汙染。如果皮蛋在剝開後，呈現出的顏色非常淺，而且很容易鬆散，這樣的皮蛋很可能已經受到了細菌汙染，千萬不要購買。

餅乾類食品 ── 慢性疾病緩慢出現

　　走進超市，你就會發現，各種口味、各種形狀的餅乾類食品陳列在貨架上，有牛奶口味的、香蔥口味的、草莓口味的等，這類食品的出現豐富了兒童的零食，但是卻把危害也帶給了他們。

　　如果人們經常食用含糖量較高的食物，就會提前奔赴黃泉。而各種餅乾中就含有大量的糖分，但是人們卻經常把餅乾當成早餐，甚至提前購買了一個星期的餅乾，每天都更換不同的口味，這樣無疑是將自己推向了疾病的邊緣。

　　餅乾中的大量糖分在進入人體後，不僅會耗損體內的維生素、礦物質，還會讓人產生飽足感，妨礙其他營養物質的攝取，比如維生素、礦物質等營養物質。經常如此，就會導致發育不良、肥胖等病症。

第七章　食品廠和社會「汙染」將食品「垃圾」化

　　另外，營養學家表示，小孩子經常大量吃過甜的食物，很容易出現骨折的狀況。根據營養調查發現，過多的甜食在進入人體後會減緩血液循環，還會降低人體的免疫力，若經常過量食用，人體內的碳水化合物與脂肪代謝就會出現異常，胰島素大量分泌，進而導致內分泌系統出現異常，最終出現心腦血管疾病、佝僂病、肥胖症、視力下降等病症，

　　營養學家認為，每個人每天食用的糖分應該控制在 100 克以下。但是對於喜歡食用甜食的兒童和女性來說，他們每天也許都會食用多餘 100 克的糖分，所以，應該控制住自己的嘴，少吃餅乾、蛋糕之類的甜食。

　　事實上，餅乾給人類帶來的危險因素不僅僅是糖，還有反式脂肪。你知道餅乾為什麼吃起來這樣香酥甜美嗎？其實功勞就在反式脂肪上。反式脂肪被人們稱為人工脂肪，既然是人造的，不是天然的，那麼它對人體肯定會有些傷害。事實也是如此，反式脂肪在進入人體後，會使血液更加黏稠、更容易凝聚，從而增加了血栓的患病風險，並且還會使血液中的「壞脂蛋白」含量大大增多，減少血液中「好脂蛋白」的含量，從而導致動脈硬化等疾病。此外，反式脂肪還會削弱人體的免疫力、阻礙嬰兒和兒童的成長、妨礙中樞神經系統的發育。

　　因此，在選購餅乾的時候，應該注意觀察包裝袋，若是在餅乾的配料中看到了起酥油、植物奶精，或者植物奶油、氫化植物油等文字，那就要小心了，因為這些文字意味著，餅乾中含有反式脂肪。

　　除了糖分、反式脂肪外，餅乾的製作過程也是令人擔憂的。餅乾在製作的過程中，添加了丙烯醯胺這種物質，雖然含量不多，但是已經遠遠超過了世界衛生組織的規定，威脅到了人體健康。科學證明，大量的丙烯醯胺會嚴重影響到人體的神經系統，還可能會使人癱瘓、陽痿，甚至引發多種癌症。

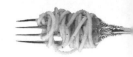

人們經常把餅乾當作早餐、零食，因為它不僅可以滿足人們的舌頭，還能夠為人體提供需要的能量。但是其中的脂肪含量卻非常多，每天吃一些，不久你身上的「游泳圈」就出來了。

市面一些粗糧餅乾、纖維餅乾等，向人們宣傳「無蔗糖、高膳食纖維」，看起來非常健康。但是專家表示，雖然這類餅乾中含有大量的纖維，但是考慮到其中含有大量的油脂、糖分等物質，還是少吃為好。

所以，不管是什麼餅乾，都應該少吃為宜，偶爾吃一次解解饞就可以了，千萬不要把它當成早餐。

白饅頭 —— 硫磺可能是「功臣」

近些年來，在市面上出現的饅頭個個都粉白如玉，看上去非常誘人。但是這樣誘人的饅頭並不像它的外表看起來那樣安全，有些裡面可能添加了螢光增白劑。螢光增白劑可以給饅頭「美白」，還可以使饅頭的表皮光滑，讓整個饅頭看起來又白又大，吃起來還很嫩。但是經常食用這樣饅頭會讓人離健康越來越遠。

螢光增白劑通常會添加在麵粉中，而用這種麵粉製作出來的饅頭是沒有任何營養的。因為螢光增白劑添加到麵粉中後經過氧化會釋放出氧原子，繼而破壞麵粉中的色素，比如胡蘿蔔素，這些色素都是有顏色的，這樣一來麵粉就由淡黃色變成了白色。另外，經過增白的麵粉更容易保存，其中的過氧化酸鉀在經過分解後產生了苯甲酸，它可以將麵粉中的細菌、蟲子消滅掉。

那麼，當麵粉製成饅頭後，螢光增白劑會消失嗎？答案是否定的。其實螢光增白劑本身是對人體沒有傷害的，而人們也因此忽視了它的存在，但是

第七章　食品廠和社會「汙染」將食品「垃圾」化

螢光增白劑中含有一種過氧化物 —— 過氧化苯甲醯，這種物質會在麵粉中分解成苯甲酸，用這樣的麵粉製成饅頭，饅頭中也會存有苯甲酸，人在食用後，就會對身體造成傷害。

有些苯甲酸在人體中會與甘胺酸發生化學反應，生成馬尿酸，從而隨著尿液排出。而其餘的苯甲酸會在體內與葡萄醛酸發生化學反應使毒性消失。這樣看來，苯甲酸是不會在體內停留的，對人體也造不成傷害。但是大家應該注意一點，苯甲酸之所以能在體內解毒，主要是因為肝臟的解毒功能。如果一個人的肝臟功能不是很好，而又食用了含有螢光增白劑的饅頭，那麼苯甲酸就不能在體內完全分解，從而對肝臟造成傷害。而且，螢光增白劑在添加到麵粉中後，很多營養物質都遭到了破壞，尤其是胡蘿蔔素，而胡蘿蔔素的消失還會影響維生素 A、維生素 E、維生素 K、維生素 B1 等營養成分，因此，從營養方面來看，使用螢光增白劑的麵粉的營養價值要遠遠低於沒有使用螢光增白劑的麵粉，而食用了增白麵粉製成的饅頭更是沒有太多營養。

如果螢光增白劑的用量比較小，那麼對於正常人來說，是沒有太多傷害的，但是現今有很多黑工廠濫用螢光增白劑，往往會造成麵粉中的螢光增白劑超標，而過量食用螢光增白劑對人體的傷害就不僅僅是營養方面的問題了。添加了大量螢光增白劑的麵粉顏色白得嚇人，甚至白中透青，而且還出現了難聞的味道，怎麼看都不像麵粉，而其中的營養價值也大大降低了。經常食用由這樣的麵粉製成的饅頭，苯就會慢慢侵蝕你的身體，特別是對肝臟不好。

生活在這樣的環境中，我們怎樣才能吃到健康衛生的大饅頭呢？主要有以下辨別方法：

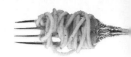

一、看一看

　　沒有螢光增白劑的饅頭顏色微黃，表面沒有光澤；有螢光增白劑的饅頭不僅顏色雪白，外表還有光澤；添加了過量螢光增白劑的饅頭不是白色而是灰白色。

二、聞一聞

　　沒有添加螢光增白劑的饅頭聞起來有一種天然的稻香味；添加了螢光增白劑的饅頭聞起來有少許化學藥劑的氣味或者麥香味很淡。

三、嘗一嘗

　　沒有螢光增白劑的饅頭口味非常純正，唇齒留香，細細咀嚼還會有絲絲甜味；有螢光增白劑的饅頭口味微苦，在吞咽的時候，咽喉會出現不適感。

黃色饅頭 ── 很可能是色素的傑作

　　在曾經生活條件不好的年代，人們做夢都想吃一口大白饅頭，而如今的現代人，吃膩了白饅頭，對黃饅頭大力熱捧。其實黃饅頭就是玉米饅頭，不僅對人體健康有益，價格也比較低廉。但是，如果告訴你街上的玉米饅頭都是被染黃的，你會怎麼想？

　　調查顯示，在生產饅頭的過程中，有些廠商將沒有銷售掉的饅頭貼上了最新的生產日期進行銷售，還有的將已經過了保存期限的饅頭重新進行加工混入新饅頭中進行銷售，甚至在饅頭中胡亂放入一些添加劑和防腐劑，名為「玉米饅頭」。另外，生產饅頭的環境、過程等衛生狀況令人堪憂。那麼，消

第七章 食品廠和社會「汙染」將食品「垃圾」化

費者在食用這種添了「料」的饅頭後會對身體造成什麼影響呢?

　　研究顯示,食用這些添加劑暫時人體不會出現不良反應,但是會長久影響小孩子的智力等,甚至引發癌症。那麼,這些添加劑都包括哪些呢?它們對人體的危害分別又是什麼?

一、山梨酸鉀

　　這種物質有些是無色的,有些是白色鱗片狀結晶,有些是粉末狀的,通常臭味不是很明顯。在空氣中很難呈現出白色或者無色,因為它很容易被氧化。雖然它本身帶有一些毒性,但是在進入人體後會被分解成二氧化碳和水,從而不會對人體造成傷害。但是很多生產廠商對食品安全問題沒有太多的了解,為了獲取最大的效益,將對人體無害的山梨酸鉀換成了價格低廉但是對人體有毒性的苯甲酸鈉,人體在食用添加了這種物質的食物後,不會因為中毒而出現十分嚴重的疾病或者生命危險,但是它會存在人體內,難以消失,對人體來說是一顆定時炸彈,隨時都有可能引發癌症或者其他疾病。

二、甜蜜素

　　甜蜜素在食品的加工過程中經常會應用到,它是一種甜味劑,甜度要遠遠高於蔗糖,正常使用這種調味劑對身體不會有傷害,但是有些生產廠商胡亂使用這種物質,在食品中大量添加甜蜜素,人食用了這樣的食物,身體的肝臟器官和神經系統容易出現故障,尤其是身體排毒能力不強的兒童、孕婦和老年人,這種危害會更大。

　　有人懷疑,甜蜜素之所以會對人體造成不良影響,是因為其中含有的氯,很多含氯的有機物對人體都有一定的毒性,但是這一懷疑是沒有科學依

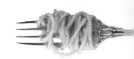

據的。加拿大糖尿病協會認為，人體每公斤的體重每天攝取 15 毫克甜蜜素是不會出現不良反應的。還有人在動物身上做實驗，讓老鼠長時間食用過量的甜蜜素，一段時間後，老鼠的身體出現了不良反應。但是，人體每天食用的甜蜜素要遠遠不及實驗中小鼠的食用量，所以，這個實驗並不能說明什麼問題。

能夠讓食物甜味更強的食品甜味劑有四種：安賽密、糖精鈉、甜蜜素、甜味素。人體不能無限制的攝取甜味劑，通常來說，人體每千克每天最多只能攝取 2.5 毫克糖精鈉。否則，時間久了，就會對人體造成傷害。

三、檸檬黃

檸檬黃的別名有肼黃、酒石黃等，它是一種人工色素，具有一定的毒性，如果人體經常或者過量攝食添加了大量檸檬黃色素的食物，身體就會出現過敏現象，還會導致腹瀉，如果食用量遠遠高於規定食用量，就會加重肝臟的負擔，從而使毒素存積在肝臟，導致肝臟、腎臟出現病變。

經常食用檸檬黃還會對兒童產生比較長遠的影響，比如導致智力下降、注意力不足過動症等病症。研究表明，兒童經常食用添加了添加劑的食品，很容易出現行為障礙。

另外，過量的檸檬黃等素色還會增加哮喘的患病機率。目前還沒有證據能證明檸檬黃會導致癌症，但是檸檬黃所引起的過敏反應和其他反應引起人們對其的注意。通常情況下，人在食用了大量的檸檬黃後，就會變得十分憂慮，甚至出現憂鬱症。此外，還會出現頭痛、身體發癢、四肢無力、呼吸困難、眼前模糊等症狀。

透過以上內容，我們便可以了解到經常食用「玉米」饅頭對身體的危害

了，那麼，怎樣才能讓自己既得到美味的玉米麵饅頭，又遠離危害呢？這需要一些鑒別方法：

（一）看一看

玉米屬於粗糧，在混入麵粉做成饅頭後，在饅頭的表面可以看到凹凸不平的黃色小顆粒，色澤看起來也不均勻，顏色屬於很淡很淡的黃色。如果黃色饅頭的色澤非常均勻，而且表面很細膩，顏色較黃，那麼這些饅頭就是色素饅頭。

（二）摸一摸

用手拿起一個饅頭摸一摸，如果手感比較粗糙，就是真正的玉米饅頭，如果摸起來軟軟的、滑滑的，就是色素饅頭。

（三）嘗一嘗

真正的玉米饅頭在口中咀嚼的時候，會有明顯的粗糙感，而且還會散發出玉米特有的香味。添加了多種添加劑的饅頭吃起來和普通饅頭差不多，而且沒有玉米香味。

（四）泡一泡

將玉米饅頭放進清水中浸泡一段時間，如果清水變黃了，那麼，這饅頭就是色素饅頭，反之，就是真正的玉米饅頭。

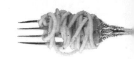

膨化食品 —— 很可能也會將你膨脹

當我們在提到膨化食品的時候，人們首先想到就是洋芋片等零食，但是對於具體什麼才是膨化食品，很少有人能說出來，其實，膨化食品就是將穀物、豆類、蔬菜等食物放入膨化機械中製作出來的食品，這種食品不僅品種多樣，口感鬆脆，營養也是很豐富的。但是如果把膨化食品當成主食或者長期食用，就會對人體造成危害。

現階段，膨化食品的生產工藝非常簡單，而且對資金的需求少，所以，很多商人都看準了膨化食品產業。此外，膨化食品在進行加工的階段所耗損的營養物質比較少，口感鬆脆，這也在一定程度上促進了膨化食品產業。然而，有些營養專家認為，膨化食品的含鉛量是比較高的，長期食用就會對人體的多個系統造成一定的影響，其中包括神經系統、消化系統，從而使人出現貧血、厭食、噁心等症狀。

那麼，膨化食品中的鉛來自哪裡呢？

在製作膨化食品的時候，為了讓食品更加鬆脆，人們會在其中加入一定量的膨鬆劑等食品添加劑，在這些食品添加劑中就含有一些鉛。此外，食品的整個製作過程都是在金屬容器、管道中進行的，而這些金屬一般都含有鉛，經過加熱，金屬中的鉛就會釋放出來，附著在食品上，這樣就造成了食品含鉛的事實。

膨化食品的主要熱衷者就是青少年和兒童，而金屬鉛對兒童的危害是最大的。因為兒童正處在生長發育的階段，對鉛的吸收率很高，並且排鉛的系統還不完善，很容易讓鉛存留在體內，對兒童的身體產生長遠的危害。

研究顯示，如果兒童體內每 100 毫升的血液中含有多餘 10 微克的鉛，

第七章　食品廠和社會「汙染」將食品「垃圾」化

那麼兒童的身體就會受到傷害，而隨著血液中含鉛量的增加，兒童的智商、身高也會隨之下降。當血鉛水準達到一定的高度後，兒童的智力和行為就會不正常，表現為多動、記憶力下降、衝動等，還會導致貧血、呼吸道感染等疾病。

另外，專家解釋，雖然膨化食品在製作過程中耗損的營養物質很少，但是其中所含有的營養物質也以高糖、高油脂、高熱量、高味精為主要特點，經常食用這樣的食物不僅容易造成身體發胖，還會影響人體對營養物質的吸收，造成體內營養失衡。由於肥胖所引發的問題還可能使人罹患高血脂、心腦血管疾病等。

可是膨化食品十分美味，兒童根本就沒有能力去控制自己對它的「欲望」。因此，兒童一定要少吃一些。但是不要在空腹的時候食用，這樣會讓鉛更容易被吸收。

除了要少吃，不空腹吃外，還應該學會挑選優質的膨化食品。那麼，應該怎樣挑選呢？

一、檢查包裝

在挑選膨化食品的時候，首先應該做的就是檢查包裝，看看食品的包裝袋上是否有完整的標示，其中包括生產日期、保存期限、生產企業、生產地址等。此外，還應該到合法的商店購買。

二、注意資訊

目前，在市面上的膨化食品品種繁多，品質有高有低，品質不合格的食品通常都是因為含有較高含量的細菌或者其中所含的脂肪變質了而導致的過

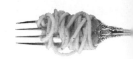

氧化值過高。而這些問題就會使兒童出現腹痛、腹瀉等症狀。通常情況下，相關部門會經常對食品進行檢測，我們要做的就是留意檢測資訊，從而避免購買到品質不合格的食品。

三、仔細再看一次

歐美國家對食品有明確規定：在膨化食品中全部充入氮氣。這樣可以避免食品在運輸、存放的過程中受到擠壓、破損，而之所以使用氮氣的原因是因為氮氣衛生、安全、乾燥。

蜜餞類食品 —— 除了糖還是糖

蜜餞類食品色澤清亮、口感香甜，所以很多人都非常喜歡這類食品，特別是老人和兒童，對這類食品情有獨鍾。但是，看似美味營養的食物，對身體的損害卻是很大的。

那麼，蜜餞類食品究竟對人體健康有怎樣的危害呢？主要有以下幾點：

一、引發多種癌症

通常情況下，工廠在製作蜜餞類食品的過程中，會在醃製前用硫來處理食物，以免食物發生氧化反應，使色澤受到破壞，還可以使糖分更加充分的滲入到食品中，增加食物的甜美口感。

此外，在這類食品中還含有亞硝酸鹽，它是強氧化劑的一種，進入人體後會將血液中的具有攜氧功能的鐵血紅素氧化，從而使其失去攜氧能力，造成組織缺氧，而且還會導致血管擴張、血壓下降，從而引發中毒。

不僅如此，亞硝酸鹽在被消化的過程中，還會在酸性的環境中變成亞硝胺。亞硝胺在人體中很可能會引發多種癌症，比如食道癌、肝癌、大腸癌等。如果孕婦經常食用蜜餞類食品，大量的亞硝酸鹽透過母體進入子宮中，會造成胎兒畸形。若是長期食用蜜餞類食品的孕婦所生的寶寶不是畸形兒，那麼，在五年中，寶寶很有可能發生腦癌，而發生腦癌的機率與孕婦攝食的蜜餞量是息息相關的。

二、損害肝臟等臟器

調查顯示，有很多廠商為了減少成本，在製作蜜餞的時候，添加了很多糖精，或苯甲酸鈉。這樣不僅會傷害到肝臟，還會傷害到其他臟器，對人體健康十分不利。

三、維生素 C 被完全破壞

在蜜餞類食品還沒有完全製成時，其中所含的糖分就高達 60%以上。蜜餞類食品都是由水果製成的，在製作的過程中，會用糖分進行醃製，在製成後，通常色澤透亮、粒粒飽滿。糖很容易就會滲入食物中，而且還具有防止細菌繁殖的作用，所以，蜜餞類食品長時間存放在正常環境中也不會變質。但是，為了能讓糖分更加充分的滲入到水果中，加工的時候就需要用高溫進行熬煮，這樣一來，水果中的維生素 C 幾乎就被全部破壞。所以，在蜜餞類食品中缺乏維生素。但是在蜜餞類食品中也保留了一些其他營養物質，比如：纖維素、礦物質等，因為這些物質即使在高溫的環境中，也能夠被完整的保留下來。

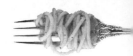

四、導致缺乏微量元素

蜜餞類食品的熱量和糖分都很高，糖分在進入人體後，會消耗體內大量的維生素和礦物質，如果人體經常進食這類食品，人體就需要從其他食物中獲得更多的營養物質，這樣很容易造成體內缺乏維生素和微量元素。

這樣看來，那些鍾愛於蜜餞類食品的人應該管好自己的嘴了，盡量少吃一些。如果非常喜愛甜食，可以買些水果乾。水果乾也是非常甜美的，並且其中並沒有添加糖分。雖然水果乾也是乾製食品，但是其中的營養成分要比蜜餞類食品多很多，因為在其製作的過程中，營養物質都得到了濃縮，人體在攝食後，能夠補充大量的礦物質元素和纖維質。水果乾包括葡萄乾、杏仁果果乾、梅乾等。

加工類肉食品 ── 小心吃進病菌

逢年過節，或者家中來了客人，餐桌上總是少不了各種口味的肉腸，其中包括蒜蓉香腸、燻腸、豆腐乳香腸、香辣香腸等。這些風味各異的香腸其實都屬於加工類肉食品，而加工類肉食品還包括肉乾、肉鬆等。由於氣味香濃、口味香美，加工類肉食品深受男女老少的喜愛。但是這些美味的肉類食品對人體的健康有沒有影響呢？

研究顯示，加工類肉食品中所含有的營養物質比新鮮食品中的少很多，經常食用會對人體健康造成一定的傷害。那麼，這些傷害都來自哪裡呢？

一、營養大量流失

現今，人造果汁、人造點心等合成加工類食品正在大量湧入市場，這些

第七章　食品廠和社會「汙染」將食品「垃圾」化

食品中加入了大量的糖精、色素等化學用品，從營養價值的角度來看，這些食品都是「垃圾」。而加工類肉食品也是一樣的，在製作的過程中，經過一步步的添加、加工、再添加、再加工等，肉質中的營養成分已經大量流失。經常大量食用會造成營養缺乏。

二、內含致癌物質亞硝酸鹽

在加工類肉食品中含有亞硝酸鹽，經常大量食用就容易引發癌症。

三、內含多種添加劑

在很多類加工食品中都會添加一定量的食品添加劑，如果食品中的食品添加劑沒有超過國家允許添加的劑量，食品在食用的時候就比較安全，但是在混雜的市場，我們並不能肯定每個食品生產廠商對食品都持有嚴謹的態度，按照規定使用食品添加劑。有不少工廠在使用添加劑的時候沒有專業指導，胡亂投放、混合使用，這樣就會導致添加劑的毒性增高，甚至還會引發癌症。

在加工類肉食品中所投放的食品添加劑一般都是防腐劑、增色劑、保色劑等，而防腐劑就是亞硝酸鈉，亞硝酸鈉在進入人體後，會與胺結合，形成一種具有很強致癌性的物質 —— 二甲基亞硝基胺。

此外，為了避免食品硬邦邦，在加工的過程中，還會在其中加入聚合磷酸鹽，當然，人體每天都需要從食物中攝取磷元素，它和鈣元素一樣，也是構成骨骼和牙齒必不可少的成分。人體中的磷元素不足，骨骼就比較容易折斷，牙齒也比較鬆動。但若是人體攝取了大量的磷元素，鈣元素就會相對減少，這樣就會影響骨頭的硬度，造成骨質疏鬆症。

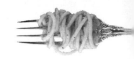

透過以上內容，我們可以得知，加工類肉食品對我們的健康有著很大的威脅，特別是患有肝炎病的人。這是因為肝炎患者的肝臟已經受到了一定的損傷，肝臟的一切功能都已經有所降低，在這種情況下食用具有多種食品添加劑的加工類肉食品，很容易加重肝臟的負擔，使病情加重。

另外，在加工類肉食品中含有大量的熱量和脂肪，大量食用會妨礙其他食物的攝取，包括水果、蔬菜、麵食等，這樣身體就會缺乏多種維生素、礦物質和纖維質，使肝炎患者體內的營養失衡，從而減緩疾病的康復速度。因此，肝炎患者最好少食這類食品。

除了肝炎患者，女性朋友們也應該注意這類食品。研究顯示，食用了加工類肉食品的女士罹患乳腺癌的機率比不食這類食品的女士高很多。因此，女性朋友也應該格外注意，平時多食用些蔬果。

喜歡食用這類食品的人士可以少吃一些，但是在食用的時候應該避免與胺類食品和乳酸製品同食，降低致癌的風險。此外，還應該注意補充維生素和鈣質。

根根挺直的冬粉 —— 明礬的功勞

很多人都喜歡吃冬粉，特別是在涮火鍋的時候，拌著火鍋調味料食用真是人間美味。而今在市面上出售的冬粉也是種類繁多。冬粉成品根根挺直、硬度較大，煮熟後滑而細膩，食用後就會感覺非常爽口。而在夏季，冬粉更是受歡迎的一道涼菜。雖然冬粉很美味，但是吃多了對身體有害無益。

現代醫學研究表明，冬粉中所含有的碳水化合物可以達到 85% 左右，蛋白質、脂肪的含量非常少，而維生素和礦物質的含量幾乎為零。和白米等糧

第七章　食品廠和社會「汙染」將食品「垃圾」化

食相比，冬粉中的蛋白質和脂肪都要略遜一籌，但是人體卻可以從冬粉中獲得更多的能量。所以適當食用冬粉對身體是沒有不良影響的。

但是，有些人食用冬粉的時候沒有節制，甚至把它當作主食來食用。這樣食用冬粉對身體而言是非常不利的。我們沒有去過加工冬粉的工廠，所以我們並不知道，在冬粉的加工過程中，有些不肖工廠會在其中加入少量明礬，在明礬的作用下，每根冬粉都是獨立的、不黏連的。在粉漿中添加明礬後，粉漿就會逐漸凝固，當冬粉一根根成形後，其中的明礬含量並不會減少。而明礬中含有鋁，少量的冬粉對人體並無害處，但是大量食用冬粉，鋁就會在人體慢慢聚積，當達到一定值後，人體就會出現中毒現象。而且大量的鋁還會影響人體對必需礦物質元素的吸收，一旦人體的必需礦物質元素下降到一定的程度後，人體就會自動產生大量對身體有害的自由基。

另外，研究顯示，身體中存積過量的鋁會妨礙神經細胞的功能，從而對大腦的思維意識造成不良影響，導致記憶力下降、智力降低、反應不靈敏等，甚至引發老年痴呆症、骨質疏鬆症、膽汁淤積性肝病、小細胞低色素性貧血、卵巢萎縮等病症。這樣看來，大量冬粉對人體的危害真的好大，在食用的時候一定要掌控好量。

在食用冬粉的同時還應該注意不要吃用油煎炸的食物，比如炸花生、煎肉片。這是因為煎炸的食物中同樣含有鋁，而且量很大，如果在食用冬粉的時候，同時食用煎炸類的食物，那麼人體中所攝食的鋁含量就會超額，從而加重對人體的危害。

在食用冬粉的時候除了要掌控好食用量，在挑選的時候還應該多加注意。因為有些生產廠商為了能將冬粉更好的出售，就會給冬粉「化妝」，在加工冬粉的過程中添加一些漂白劑，比如二氧化硫、過氧化苯甲醯等，經過

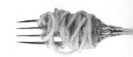

漂白的冬粉不僅看起來白，摸起來還很滑。但是這些化學漂白劑對我們的身體是有害的。

　　此外，有些方便類冬粉的調味料的主要原料是油和辣椒，吃起來雖然香辣可口，但是對腸胃具有一定的刺激性，所以我們應該要選用合格標章的冬粉商品，比較有保障。

基因改造食品 —— 基因的潛在危害

　　隨著科技的進步，市場出售的食品種類越來越多樣化了，甚至還出現了基因改造食品。很多人都聽說過這個名詞，但是對於什麼是基因改造食品，還不是很清楚。大體來說，這種食品是透過現代分子生物技術而來的，它的出現更滿足了人們的需求，但是其中也可能存在著大量的危險因素。

　　基因改造食品都包括哪些種類呢？

一、植物性基因改造食品

　　這類食品非常多，比如：番茄的營養價值非常高，而且口感酸甜，但是在採摘下來後，很容易腐爛。研究人員發現，番茄之所以容易腐爛，是因為其中含有由乙烯合成的酶基因，若是能夠透過一定的方法將其改變或者控制，那麼，番茄就能夠儲存很長時間了。經過多個國家的多名科學家的努力，抗衰老的番茄終於被研發出來了。這種番茄能夠儲存更長時間，從而使生產和運輸順利進行。

二、動物性基因改造食品

　　動物性基因改造食品的種類也非常繁多。比如：將人的基因注射到牛體

中，牛所產下的奶汁中就會存有基因藥物，這種藥物可以應用於醫學上。

三、微生物基因改造食品

在基因改造的過程中經常會用到微生物，因為，基因改造微生物不僅容易培養出來，還可以應用到很多的地方。比如：在製作乳酪的時候，要在其中添加凝乳酶，這種物質非常稀少，只有從死忘小牛體內才能夠獲得，但是因為基因改造微生物的出現，人們已經能夠在體外得到很多這種物質了，不僅節約了生產費用，還使小牛逃離了死亡的命運。

可以說，基因改造技術給人類帶來了很多方便和享受，但是科學家並沒有對基因改造食品做徹底的安全保證。根據科學理論推理，科學家認為這類食品可能潛在對人體的傷害有以下幾點：

一、人體產生抗藥性

為了培育出更優質的食物，科學家通常會利用基因改造技術，將具有抗藥性的基因注射在植物中，那麼這種基因就會和植物中的基因連接起來，人在進食這種基因改造食物後，抗藥性基因也會隨著食物進入人體，與致病細菌相遇，導致人體出現抗藥性。

二、未知的安全性

因為還沒有經過長久的安全測試，所以基因改造食品是否完全安全還是個未知數。使用基因改造技術種植出來的食品，其本質已經發生了改變，而技術中所使用的用品也沒有在人類食品安全提供的用品之內。因此，想要得知這種食品是否完全安全，還需要長期的試驗。

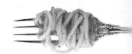

三、產生有害毒素

有些研究學人員表示，基因改造技術雖然可以滿足生產者對植物的需求，但是可能會使食物產生更多的毒素，人們經常食用這類食品，就很有可能給身體帶來疾病，甚至導致癌症、畸形。

四、導致過敏、變態

在對食品使用基因改造技術時，食品的內部可能會發生變態反應原。此外，基因改造食品還可能會導致人體過敏，比如有些人對巴西胡桃過敏，若將其特性轉移給黃豆，那麼，這些對巴西胡桃過敏的人在食用基因改造黃豆時就會出現過敏反應。

五、營養遭到了破壞

在對食品使用基因改造技術的時候，雖然食品的抗病能力更強了，但是其中的營養成分可能會遭受到破壞。比如：在大豆中注射了可以抗除草的基因，大豆雖然不受雜草的影響了，但是可以達到抗癌作用的成分卻減少了很多。還有很多使用了基因改造技術的蔬果，色澤鮮亮，非常誘人，而且存儲的時間也很長，但是營養價值遠遠不及沒有使用基因改造技術的食物。

六、對生態平衡造成影響

在一項實驗中，科學家從大量的基因改造食品中得到了一種物質，是一種細菌基因，它的存在會影響昆蟲的生育功能，甚至導致其死亡。如果改良食品大範圍進行種植，那麼有可能就會對自然界中的其他物種的生命造成威脅，從而破壞了生態平衡。

「生化食品」——給食物披上「毒衣」

　　打擊黑心食品工作做的非常優秀，拆穿了一個又一個假冒偽劣產品。

　　生化食品的意思非常好理解，就是存在對人體有害的物質的食品。而這些食品原本對人體並沒有害處，只是因為其中添加了有害成分，才成為「生化食品」的。那麼，生化食品都有哪些呢？對人體又會有哪些傷害呢？

一、紅心鴨蛋

　　在鴨的飼料中添加一些營養物質之後，產出的鴨蛋就是鮮紅色的，營養價值非常高。有正品就有假貨，有些人為了獲得更高利潤，在鴨飼料中添加了蘇丹紅，鴨子產出的鴨蛋同樣是鮮紅色，但是蘇丹紅是一種工業染料，人是不能食用的，否則就會增加患癌的風險。所以，如果想吃正宗的紅鴨蛋，應該挑選合格且可靠的品牌。

二、高蛋白奶粉

　　很多人都忘記不了「三鹿事件」，這個事件傷害了廣大母親的心。在 2008 年，中國出現了很多「大頭娃娃」，這些孩子都是因為食用了三鹿奶粉才導致頭部變大的。這對孩子是一輩子的傷害。而該企業的奶粉之所以會導致如此嚴重的後果，是因為奶粉中添加了三聚氰胺。隨後，在對中國的奶粉進行檢查時，也發現了不少添加了三氯氰胺的奶粉，這樣的奶粉不僅會造成「大頭娃娃」，還會導致結石、腎衰竭，甚至死亡。

三、健美豬肉

　　豬肉如果太肥了，不僅不好吃，還不好賣，可豬是比較懶惰的動物，肥

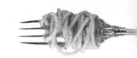

肉自然少不了，為了銷售效益更好，很多養豬戶都對豬注入了瘦肉精。這種物質能夠加強蛋白質的合成，從而使瘦肉增多，但是這種物質的毒性是很大的，經常食用含有瘦肉精的豬肉很容易對人體內的染色體造成影響，從而導致惡性腫瘤。

四、地溝油

地溝油一詞在近些年出現的頻率非常高，這種油價格非常便宜，因此，很多小商小販都非常喜歡購買，但是經常食用地溝油，會給人帶來罹患癌症的風險。因為地溝油在製作前，需要從餐館的垃圾內翻取已經使用後倒下的油脂，經過一系列加工之後，就可以得到地溝油，在加工時，必然會添加多種化學藥品，對人體自然會有害處。此外，還有一些地溝油是從腐敗了的動物皮肉、內臟中提煉出來的。

五、不黏饅頭

在家中製作饅頭的時候，饅頭總會黏在籠屜上，而市面上銷售的饅頭就很少會出現這種狀況，這是為什麼呢？這是因為在蒸饅頭之前，先在籠屜上鋪一層塑膠袋或者編織袋，然後再把饅頭放進去，這樣蒸出來的饅頭不會黏在籠屜上。但是這些塑膠袋中含有聚苯乙烯，它在高溫的環境中會釋放出具有致癌作用的物質，若是人們經常食用這樣的饅頭，就會使腎臟、肝臟、生殖功能等造成一定的損傷。

六、山寨牛肉

隨著科技的發展，豬肉也能製成「牛肉」了，目前，在市面上出現了一

種牛肉膏，是冒牌牛肉，想要得到更好的口感，只需在其中添加一些麥芽酚，如果覺得不太像牛肉，還可以在其中添加一些焦糖。

七、尿素豆芽

市面上出現了一些有毒的豆芽，人在食用後很有可能會導致癌症，這種豆芽中含有亞硝酸鈉、尿素、恩諾沙星等物質，恩諾沙星是不能添加到人們的食物中的，而亞硝酸鈉具有致癌性。

八、膨大西瓜

有些炸開花的西瓜，通常認為這樣的西瓜一定是熟透了的，所以爭著購買，在品嘗的時候雖然感覺有甜味，可還是很生。這是為什麼呢？因為這些西瓜都使用了膨大增甜劑，這種藥劑能夠加快植物的生長速度，使植物在沒有完全成熟時就變得很大。

九、塑化劑飲料

有些飲料中檢查出了塑化劑，塑化劑的毒性非常大，比三聚氰胺要毒很多，小孩子經常喝這樣的飲料，會導致性徵不明顯，男孩生殖器變短等。

十、硫磺燻薑

生薑在未進市場之前，是比較黃的，這樣的薑在市面上的銷售不會很好，若是用硫磺燻薑，薑的表面就會變得白白的，而且非常飽滿，這樣的生薑在進入市場後，就會銷售得非常好。因此要選購合格且安全的產品。

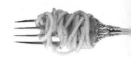

十一、工業明膠

有些黑心工廠用皮料熬成工業明膠，然後用於製作藥用膠囊，還有可能會添加到食品之中。

以上問題大家都應該注意，在購買食物的時候一定要小心，避免購買這些有問題的食物。此外，還應該做到自己不參與其中，危害他人的健康。

囂粟放入火鍋中 —— 食癮變毒癮

聽說過囂粟火鍋嗎？

有些不肖黑心的老闆為了提高火鍋店的營業額度，不惜在火鍋湯底中投放囂粟殼，這樣的火鍋湯底煮出來的蔬菜、羊肉都非常美味，讓顧客產生上癮的感覺，從而經常光顧此店。

除了火鍋以外，還有其他食物也有可能添加了囂粟殼。那麼，囂粟殼到底是什麼呢？為什麼人們這麼畏懼它呢？其實，囂粟殼就是囂粟的果殼。囂粟是用來製作毒品的，製毒的人經常會用其漿汁進行製毒，漿汁流乾後剩下的囂粟果，含有非常少量的嗎啡，但是將其投放在食物中後，會溶解進入人體，長期食用添加了囂粟殼的食物，身體就會出現異樣。

囂粟殼中含有的嗎啡已經非常少了，它不能滿足吸毒的人對毒品的需求，但是對於從沒有吸過毒的廣大人民群眾來說，這一點點的嗎啡已經對人體產生「作用」了。若是人們沒有識別出添加了囂粟殼的食物，並經常食用，那麼，身體就會出現異樣，比如身體無力、無精打采、出虛汗、臉部瘦黃等，甚至還會損害人體的肝臟、心臟，使內分泌調節系統和神經系統等功能

第七章　食品廠和社會「汙染」將食品「垃圾」化

異常。它還會使人的精神興奮、愉悅，而且會讓人對其上癮，而這也是不肖黑心老闆想要看到的。

在食物中添加罌粟殼的行為是非常不道德的，情況比較輕的人很容易從「吸毒」之路擺脫出來，但是食用這類食物時間比較長的人，甚至還會越陷越深，最終成為吸毒分子。如果食用完這類食物後馬上開車，還有可能會發生意外。對於肝臟功能不是很好人來說，食用後還可能會危及生命。

此外，如果人經常食用添加了罌粟殼的食物，還會使某些藥物治療失去效用，比如咳嗽需要用咳嗽藥來進行治療，但是在罌粟的作用下，咳嗽藥會失去對這類人群的治療作用。

透過以上內容的介紹，我們已經知道了添加罌粟殼的食物對人體的危害很大，那麼，我們應該怎麼才能避免食用到這樣的食物呢？現在給大家介紹一個能夠鑒別罌粟殼火鍋的方法：觀察。

透過仔細觀察，就能夠識別出罌粟殼。通常情況下，罌粟殼是橢圓形或者卵形的。但是，在火鍋中添加的罌粟殼大部分都不是完整的，一片一片的，裡面顏色微黃，表面有些光澤，而且還分布著深色的小凸點；外面的顏色比較多，上面有黃白色、淺棕色和淺紫色，表面沒有凸點，通常會有刀割過的痕跡，當然，一般人是不可能在罌粟火鍋中發現罌粟殼的。因為很多人不會將罌粟殼整個或者切成片放進火鍋中，有可能會磨成粉放進火鍋湯底中，也有可能會添加在芝麻醬中，還有可能會添加在辣椒中。如果遇到這樣的情況，我們只能取樣送到相關部門進行檢測了。不過，這是在你懷疑火鍋有問題的時候才進行的。

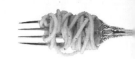

路邊小吃 ──「美味」毒素吃進身體中

　　路邊小吃，包含著我們很多美好的回憶，帶給了我們很多歡樂。還記得和愛侶共用烤肉串的甜蜜回憶嗎？還記得和朋友一起分享麻辣燙的歡聲笑語嗎？是的，路邊小吃真的非常美味，但是這些路邊小吃卻辜負了我們的期望，地溝油、老鼠肉、福馬林等一些坑髒的東西都被加入了美味的小吃之中。當然，有些路邊小吃還是很衛生的，不僅讓人的食慾增高，還讓人們感受到了風土人情。但是對於路邊小吃，我們還是應該報以謹慎的態度。

　　下面來看看我們平時認為的美味小吃中都存在哪些有害物質：

一、麻辣燙

　　無論在夏季，還是在冬季，麻辣燙都是人們所喜愛的路邊小吃之一。但是在街頭巷尾的餐車上所擺放的麻辣燙是很不衛生的，因為這些商販都是在露天作業的，再加上顧客較多，所以他們沒有足夠的時間將蔬菜和餐具清洗乾淨，菜葉上很可能會殘留一些農藥和細菌；餐具沒有經過消毒，很容易存有大量的細菌；在麻辣燙中加入的調味料更是沒有達到品質標準。這些問題都會對人體健康造成很大的危害。此外，還有一些不良商販用地溝油做麻辣燙，用雙氧水浸泡肉串，或者在肉中加入止痛藥。可想而知，在我們快樂的享受「美食」的時候吃進了多少有害物質。

二、烤肉串

　　為了獲得最高利益，有些不肖商販不會用衛生、安全的牛羊肉，而是將不衛生的肉做成肉串。甚至有些商販還在其中加入化學物質 ── 亞硝酸鹽，這種物質雖然可以讓肉保持鮮嫩，但是對人體的傷害卻不容忽視。

三、臭豆腐

臭豆腐可以說是非常有特色的一種小吃，雖然聞起來非常臭，但是吃在嘴裡卻非常香，因此，臭豆腐深受人們的喜愛。然而，讓人們瞠目結舌的是，有些臭豆腐不是正規廠商生產出來的。製作臭豆腐的環境和衛生狀況、工作人員的健康、食物的品質等都是不能得到安全保證的。為了最大限度的獲取利益，加工工廠還會用同一鍋油反覆炸臭豆腐，這樣在食油中就會產生大量的過氧化物，讓人們的身體受到癌症的威脅。有一些工廠為了增加臭豆腐的臭味，竟然用大糞來浸泡臭豆腐，還在其中添加一些對人體有害的硫酸亞鐵等物質。

四、油條

油條是傳統早餐，很多人在早上都會用油條搭配豆漿來食用。但是有些油條會加入明礬。明礬中含有鋁，在進入人體後會作用到大腦神經細胞上，而且在體內會逐漸堆積。經常食用，就會導致人的記憶力下降，使人出現煩悶、急躁的不良情緒，甚至會引發老年痴呆症等疾病。

五、糖葫蘆

糖葫蘆的製作食材已經不僅僅是山楂了，小番茄、鳳梨、橘子、奇異果等水果都可以成為糖葫蘆的製作食材。不僅如此，我們在大街上還可以親眼看到糖葫蘆的製作工藝。但是在街邊製作糖葫蘆，會受到地點的制約，無法保證原材料的衛生。水果在清洗乾淨後很難黏住糖漿形成好看的糖葫蘆，因此，不良商販就省去了清洗水果的程序。此外，在製作過程中，來往的車輛揚起的灰塵和行人中的病菌都有可能會黏在糖葫蘆上。人們若是食用了這樣

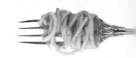

的糖葫蘆，生病是在所難免的。

六、煎餅

有些煎餅的不良商販使用的食油是地溝油，為了掩人耳目，還在其中加入可以調色的檸檬黃色素，而且裡面所加的香腸也沒有安全保證，通常都是過了保存期限的。

七、糖炒栗子

糖炒栗子不僅外表光亮、個頭渾圓，吃起來也非常香甜，因此，很多人都非常喜愛這種小吃。人們在挑選栗子的時候，都會要求商販挑些個頭大、外表光亮的栗子，其實，越是色澤黑亮的栗子越存在著安全隱患。有些商販為了讓自己的栗子更快的賣出去，在炒栗子的過程中添加一些工業石蠟，工業石蠟是不允許使用在食物當中的，食用過量會引發腦部神經和肝臟疾病。

另外，吃起來太甜的栗子也是不健康的，因為這樣的栗子在炒製的過程中很有可能加入了糖精，而糖精也是不允許被添加到食物當中的。

色澤鮮亮的食品 —— 毒素摻在其中

在我們的生活中，不僅要勞於奔波，還要注意黑心食品。有些人們喜歡購買品質更好的食品，而有不少店家正是看中了這一點，在普通或者劣質的食物中摻雜一些色素、有毒物質等，使食品從外表看起來十分「優質」。而很多人都不了解這種現象，在不知不覺中吃進有害物質。

那麼，在市場中，有哪些食品可能摻毒冒充了高品質食品呢？

第七章 食品廠和社會「汙染」將食品「垃圾」化

一、茶葉

有些茶葉中添加了鉛鉻綠，能夠避免色澤過於鮮亮。但是鉛鉻綠是不能應用於食品中的，它的主要用在工業上，並且是有毒的。沒有添加鉛鉻綠的茶葉，顏色翠綠，非常柔和，但是添加了鉛鉻綠的茶葉，色澤就會比較暗淡，甚至發黑。

用沸水沖泡正常的茶葉時，色澤透亮，但是添加了這種工業顏料的茶葉，在用沸水進行沖泡的時候，茶水就會呈現出暗黃色。

二、海帶

有些海帶，外表看起來十分鮮亮，就像是剛剛從海中撈上來的一樣，事實上，這樣的海帶食用起來並不安全，因為它很有可能添加了化學藥品。

普通海帶的顏色是比較暗的，通常都是深褐色，它在進行加工的時候會經過汆燙，因此，色澤不可能太過鮮亮。如果人們認為「肉質」比較豐滿，顏色鮮綠的海帶品質更好，那麼，就大錯特錯了，因為正常海帶的顏色是灰綠色。

三、蘑菇

我們在購買蘑菇的時候，總喜歡挑選比較大的，顏色比較白的，對那些顏色灰暗的蘑菇不屑一顧。事實上，這些外表雪白的蘑菇很有可能被漂白過，經常食用這樣的蘑菇，對身體有害無益。

蘑菇在生長的過程中，肯定會黏有一些草灰，用清水清洗很難清除乾淨。此外，品質沒有問題的蘑菇摸上去，會給人黏黏的感覺。用漂白泡過的蘑菇在摸的時候，是滑溜溜的感覺。

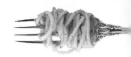

四、水發食品

在市場中的水發食品有很多，比如海參等，有些不良商販為了使食品看起來更大或者顏色更白，就用甲醛對食品進行泡發，這樣泡出來的食物不僅較大，顏色還很白，但是甲醛是不能添加到食物之中的。我們在購買的時候如果想知道食品是否為甲醛泡發的，只需用手捏一捏食品，如果食品碎了，就不要購買了。

五、蝦米

蝦米經常暴露在空氣中，很容易受潮，而有些不良店家在發現蝦米已經受潮後，不僅不及時將蝦米換掉，還用化學藥物對其進行處理，使蝦米的表面與正常蝦米一樣。所以，我們在購買蝦米的時候，應該多摸一摸，如果非常乾爽，沒有化學藥品的氣味，就可以安心購買。

六、枸杞

為了使枸杞的賣相更好，有些不良店家在加工枸杞的時候，會用硫磺燻製，這樣得到的枸杞色澤就會十分鮮亮，但是經常食用這樣的枸杞對人體是有傷害的。所以我們購買枸杞的時候應該盡量選擇色澤比較暗淡的。若是還不放心，可以捏取一個放在嘴中，如果略有酸苦味，就不要購買了。

七、白米

人們在挑選白米的時候，都喜歡購買色澤比較透亮的，但是這樣的白米在食用的時候並不安全，因為它很有可能經過了礦物油的處理。所以，我們在購買的白米的時候不要只看外表，要看品質。

八、銀耳

顏色雪白的銀耳總是能夠吸引我們的眼球，但是這樣的銀耳並不安全，可能用硫磺燻過。正常的銀耳是略微發黃的，隨著儲存時間的延長，銀耳還會發紅。在購買銀耳的時候，可以取少量放在口中，如果感覺有輕微辛辣的味道，千萬不要購買。

九、黑木耳

在市面上的銷售的黑木耳，有些用明礬泡過，有些用鹼水泡過，還有一些用鹽水泡過。但是想要辨別它們也是非常容易的，用鹽水泡過的肯定會有鹹味；用明礬泡過的會發澀。

十、毛肚

在購買毛肚的時候，注意不要挑選顏色太白的，體積太大的，因為很有可能用甲醛泡過，經常食用對人體有害。

十一、乾辣椒

人們在購買乾辣椒的時候，總覺得顏色鮮紅的辣椒品質比較好，實際上，鮮亮的顏色是可能用硫磺燻出來的，正常乾辣椒的顏色是暗紅色。在購買乾辣椒的時候，可以聞一聞。有刺鼻的味道，就要注意了。

十二、腐竹

正常腐竹的顏色是略微發黃的，而且捏的時候，感覺很容易碎，泡在水中的時候，水也會因此而變成淡黃色。而顏色雪白、不易弄碎的腐竹實際上

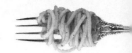

是在加工的鍋中添加了螢光增白劑。經常食用這種腐竹，對人體非常不利。

第七章　食品廠和社會「汙染」將食品「垃圾」化

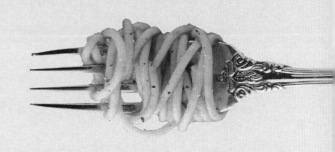

第八章

相剋食物同時吃，

營養變成了「垃圾」

小蔥＋豆腐 —— 鈣質在美味中流失了

　　小蔥拌豆腐一直都是尋常百姓家比較受歡迎的一道菜，特別在夏季，它清淡、鮮香的口感可以解除人們心中的煩悶。

　　可是，小蔥搭配豆腐食用非常不合邏輯。因為在豆腐中含有大量的蛋白質、鈣等，單獨吃豆腐可以說對身體健康是非常有益的，但是拌入小蔥，效果就不同了。小蔥中含有大量的草酸，在和鈣質相遇後，會形成草酸鈣，草酸鈣是很難被人體吸收的，所以會浪費掉豆腐中的鈣質。經常吃小蔥拌豆腐，人體就不能夠獲得足夠的鈣質，從而導致鈣缺乏，出現手腳抽筋、軟骨症等病症。

　　此外，在烹飪豆製品的時候，放入蔥花同樣會對人體造成不良影響。

　　那麼，豆腐和哪些食物一起吃才可以讓營養翻倍呢？

一、豆腐搭配魚

　　在烹飪魚類的時候加入豆腐，可以讓營養更豐富。豆腐的營養價值雖然很高，但是缺乏蛋胺酸，而在魚類中卻有大量的蛋胺酸；魚類中缺乏苯丙胺酸，而豆腐中卻含有很多。豆腐搭配魚類食用，可以達到互補的作用，從而讓營養更全面。維生素 D 可以促進鈣質吸收，而魚類含有維生素 D，豆腐中含有鈣質，所以兩者同時還可以提高鈣的吸收率。這兩種食物搭配在一起很適合正在長身體的青少年、急需鈣質的老年人和孕婦。

二、豆腐和海帶

　　豆製品中含有大量的蛋白質、維生素、礦物質等營養物質，但是其中的

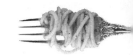

皂素在妨礙脂肪吸收的同時，還會讓人體排出很多碘，經常單獨食用豆腐，就可能會導致碘缺乏。而海帶中卻含有大量的碘元素，在豆腐中加入一些海帶，可以補充因為食用豆腐而排出體外的碘元素。

三、豆腐和蘿蔔

豆腐是植物蛋白，大量攝食就會影響腸胃消化，出現腹脹、腹瀉等症狀。而蘿蔔可以促進消化，尤其是白蘿蔔，在豆腐中加入一些，會讓豆腐中的營養物質更多的被人體吸收。

四、豆腐和肉、蛋

豆腐的營養非常豐富，但是缺乏蛋胺酸，若是經常單獨食用豆腐，會使其中的一部分蛋白質浪費掉。但是如果在烹飪豆製品的時候，放些肉類或者蛋類，就可以讓蛋白質得到更好的吸收。

青椒＋豬肝 —— 維生素 C 變成了「垃圾」

在我們的身邊，有人用青椒炒豬肝，因為他們認為這道菜不管是從口感上，還是從營養上來講，都是一道不可多得的美食。其實，這樣的吃法是沒有科學依據。

豬肝和青椒都是非常好的食材。豬肝中含有大量的鐵質，是非常補血的食物，而且其中含有大量的維生素 A，維生素 A 可以維持正常生長和生殖機能，對我們的眼睛非常有好處，能夠有效避免眼睛疼痛、乾澀、疲倦。此外，長期攝食豬肝還可以補充人體所需的維生素 B2。

而青椒中含有大量的維生素 C、維生素 K 等物質，能夠有效預防並醫治

第八章　相剋食物同時吃，營養變成了「垃圾」

壞血病，避免出現貧血、牙齦流血、血管脆弱等病症。此外，青椒還可以強健身體、增強體力、消除身體疲勞，而其獨有的味道和辣椒素能夠達到增加唾液、促進胃液分泌的效果，從而提高食慾、促進消化、增加腸道蠕動、維持大便通暢。

這樣看來，這兩種食物對於人體的健康都非常有益，那麼，將它們搭配在一起應該是營養翻倍的，怎麼會對人體有負面影響呢？因為在青椒中含有維生素 C，而這種物質是已糖衍生物，還原性非常強，在氧化劑的作用會很容易失去生理活性。尤其是遇到微量重金屬離子的時候，比如銅離子、鐵離子。而在豬肝中就含有這樣的微量重金屬離子，特別是銅離子和鐵離子，所以，在烹飪豬肝的時候放入青椒，青椒中的維生素 C 就會被氧化從而失去原有的功效。因此，在我們的日常飲食中，不應該把豬肝和青椒放在一起烹調。這樣會浪費掉食物中的營養物質。

透過以上內容，我們已經明白了豬肝和青椒不可以同食，但是豬肝和哪些食材搭配在一起才能發揮出其真正的營養價值和藥用價值呢？看看下面的一道小炒吧：

一、準備原料

分別準備適量的豬肝、冬筍、木耳、黃瓜、食鹽、食醋、醬油、白砂糖、胡麻油、澱粉、蔥、薑、蒜、香油。

二、製作步驟

（一）　把豬肝用清水清洗乾淨，然後去除子皮、筋脈、血管等物質，用刀切成斜片，並盛放在盤子中，用少許食鹽、水和澱粉將豬肝包裹起來，

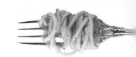

備用；用清水將冬筍清洗乾淨；木耳浸泡在水中，泡開後清洗乾淨；
用清水將蔥、薑清洗乾淨，切成末狀，剝去蒜的白皮，清洗乾淨並切
成細末。

（二） 用刀將冬筍切成斜片狀，去除黃瓜內瓤，並切成斜片狀，木耳切成
大片狀。

（三） 將冬筍放入沸水中煮一下，然後把冬筍撈出控水，盛放在盤中。

（四） 在熱鍋中倒入適量的香油，油溫上來後，把處理好的豬肝放入其中，
當豬肝一片片的飄出油面後，用漏勺將豬肝撈出控油。

（五） 將底油燒熱，把豬肝倒入其中，加入蔥、薑、蒜調味，再放入全部
的調味料，然後倒入一些湯，再勾芡，在上面撒些花椒油就可以
食用了。

紅白蘿蔔 + 木耳 —— 小心過敏性皮膚炎

在夏秋季節，人們都非常喜歡吃口爽脆的蘿蔔，然而在烹飪的時候，人
們也經常將蘿蔔同木耳一同烹飪，其中蘿蔔木耳湯就是非常受歡迎的一道湯
品。然而，大部分人都不清楚蘿蔔與木耳的搭配會給人體帶來多大的傷害！

蘿蔔的營養是非常豐富的，其中含有大量的碳水化合物和種類繁多的維
生素。而其中所含的核黃素、鈣、磷等物質含量都高於蘋果、橘子、桃等水
果；其中所含有的碳水化合物也高於普通蔬菜和水果；其中所含有的澱粉酶、
氧化酶可以促進人體的消化吸收。從中醫的角度來看，蘿蔔性涼，可以解毒
消腫、清熱化痰、消食等。

黑木耳的營養價值也是非常高的，其中所含的大量蛋白質可以與肉類相

比；而其中所含的維生素 E 也很豐富，因此，食用黑木耳可以達到美顏潤膚的作用；而在黑木耳中營養物質最突出的就是鐵質，要高出菠菜幾十倍，比豬肝中的鐵質含量也高很多倍。所以，黑木耳具有美顏補血的作用，經常食用黑木耳可以防治缺鐵性貧血，幫助減肥，預防心腦血管疾病。

這樣看來，這兩種食物的營養都非常豐富，搭配在一起食用應該是非常美味營養的，但事實並不是這樣的，這兩者在一起食用很可能會引發過敏性皮膚炎，而且這已經被科學證實了。因此，為了身體健康，我們應該盡量避免將這兩種食物搭配在一起食用。

這兩種食物不能搭配在一起食用，那麼它們與哪些食物搭配在一起才能夠讓對身體更加健康呢？

在蘿蔔裡面含有一種抗腫瘤、抗病菌的活性物質。這種物質在進入人體後會作用於細胞上，迫使細胞分泌干擾素，而干擾素可以有效的抑制多種癌症，比如食道癌、宮頸癌等。我們在烹飪蘿蔔的時候，可以將其做成湯品、菜品，還可以在燉肉的時候放入一些。此外，盡量採用生食的方法來吃蘿蔔，在食用的時候應該細嚼慢嚥，因為溫度升高，會使蘿蔔中的部分營養物質被破壞掉，而仔細咀嚼可以讓干擾素更多的釋放出來。此外，在食用蘿蔔後的 30 分鐘之內，不要食用其他種類的食物，以免對干擾素產生影響。

而烹飪木耳的方法也有很多，比如涼拌、煲湯等，其中木須肉就是大家比較熟悉的菜餚，這道菜不僅營養而且健康。具體做法如下：

一、製作原料：

準備適量的豬瘦肉、乾木耳、黃瓜、雞蛋、食鹽、醬油、米酒、食用油、香油。

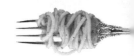

二、製作方法：

（一）　將豬瘦肉清洗乾淨，並切成細絲，把雞蛋打入碗中，用筷子攪
　　　　拌均勻。

（二）　將木耳浸泡在沸水中，當木耳泡開後，撈出控水，然後切掉根部，用
　　　　手撕成大塊。將黃瓜清洗乾淨，斜刀切成薄片，蔥、薑清洗乾淨，並
　　　　切成細絲。

（三）　在炒鍋中放入適量的食用油，當油燒至六、七分熱的時候，將雞蛋放
　　　　入其中，在煎製的過程中，用鐵鏟將雞蛋切成塊狀，這就是木須肉中
　　　　的「木須」。

（四）　再在鍋中倒入適量的食用油，將肉絲放入其中，當肉色變白後，放入
　　　　蔥、薑一起翻炒，再調入少許米酒、醬油、食鹽，最後放入木耳、黃
　　　　瓜、雞蛋同炒，熟後撒些香油就可以了。

冬瓜＋鯽魚 —— 身體過度脫水

　　冬瓜鯽魚湯幾乎是公認的滋補湯品，不僅味道鮮美，而且可以溫補身
體。但是，營養專家卻認為，冬瓜鯽魚湯的食材搭配不科學。食用過多還會
造成人體嚴重脫水。這是為什麼呢？

　　鯽魚的肉質綿細，滋味鮮美，甚是美味。不僅如此，鯽魚的營養價值還
很高，營養成分非常全面，脂肪含量比較低，因此，在食用的時候不會給人
肥膩的感覺。鯽魚中的蛋白質比較好，胺基酸種類齊全，而且利於人體消化
吸收，非常有益於肝腎疾病患者和心腦血管疾病患者補充蛋白質。長期食用
鯽魚，可以增強身體抵抗力。

第八章　相剋食物同時吃，營養變成了「垃圾」

　　此外，從中醫的角度來看，鯽魚可以健脾利溼、活血通絡，對於脾胃功能不強、水腫、哮喘和患有糖尿病的人有著很好的食療效果。而民間也有為產婦煲鯽魚湯的例子，能夠達到滋補身體，通乳下奶的目的。

　　冬瓜是一種清熱解暑功效特別好的食物。在炎熱的夏季，食用一些冬瓜湯，不僅可以去除身上的熱意，還可以利尿。因為其具有利尿的功效，而且含有的鈉元素很少，所以，對於出現水腫的孕婦和慢性腎炎患者來說是一種非常寶貴的食物。經常食用冬瓜，可以補充多種維生素和微量元素，改善人體的代謝系統。

　　從中醫的角度來看，冬瓜屬於寒性食物，可以清胃火、生津液，減小人的進食量，對澱粉、糖轉化成熱能的過程有著促進的作用，從而避免過多的澱粉和醣類轉化成脂肪。所以冬瓜還是瘦身減肥人士的很好選擇。此外，冬瓜還具有延緩衰老的作用，經常食用能夠使肌膚呈現出通透亮白的光彩。

　　這樣看來，這兩種食材對人體都有著很好的作用，但是將兩者搭配在一起做成湯品卻是非常不合理的，因為這兩種食材對人體都可以達到利水消腫的效果，搭配在一起食用。就可能會使人體過度利水，出現脫水的現象。所以，在日常飲食中最好不要將這兩種食材放在一起烹飪。

　　此外，鯽魚還不能和雞肉等肉類搭配在一起烹飪，或者同食，否則體內就會生熱，導致嘴角生瘡。那麼，鯽魚怎樣烹飪才能既美味又營養呢？

一、紅燒鯽魚

　　準備適量的鯽魚、紅尖椒、香菜、蔥、薑、蒜、食鹽、白糖、胡椒粉、醬油、黃酒、米酒、味精。

（一）　將鯽魚處理好，並用清水清洗乾淨，控乾水分。

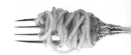

（二）　控乾水後將芡粉塗抹在魚身上，隨後將整條魚放進燒熱的食油中，並把食油澆在魚身上，這樣可以避免魚皮破爛；當魚身焦黃後，將食油濾出，魚身馬上就會乾脆。

（三）　在鍋中留一些油，在其中放入一些蔥、薑、蒜，還有紅椒，翻炒幾下。

（四）　把整條魚放入翻炒的菜品上，添加一些醬油、黃酒，用旺火煮開。

（五）　用鏟子將魚身翻個，在其中添加一些白糖、食鹽、胡椒粉，還有少許味精，最好將魚身淹沒在湯中；蓋上鍋蓋煮幾分鐘。

（六）　當湯少肉熟後，先將魚盛出，再把炒菜覆蓋在魚身上。

二、鯽魚豆腐湯

準備一條鯽魚，以及豆腐、蔥、薑、食用油、食鹽、胡椒、米酒、雞精。

（一）　將鯽魚處理並清洗乾淨，晾乾，在魚身上倒入一些米酒和食鹽，靜置一段時間。

（二）　將豆腐切成塊。

（三）　在鍋中放入一些食油，將整個鯽魚放入其中，當兩面魚身都焦黃後，放入蔥段、薑片，在加入一定量的清水，蓋上鍋蓋，煲煮 40 分鐘左右。

（四）　打開鍋蓋，放入豆腐，煲 5 分鐘，放入少許食鹽、胡椒、雞精就可以了。

番茄＋黃瓜 —— 維生素 C 消失了

在炎熱的夏季有兩種蔬菜非常受歡迎，它們就是番茄和黃瓜。而在很多農村家庭中，這兩種蔬菜在夏季也是必種之菜，不僅量多、熟得快，食用起來還非常方便，如果不想炒菜，可以將這兩種蔬菜摘取下來直接食用，或者涼拌食用。但是在很多家庭中，人們通常同時將它們擺放在餐桌上，或者搭配在一起拌成沙拉。這樣一來，食物中的營養物質就被破壞掉了。

黃瓜，是非常爽口的一種蔬菜，從口感的角度來看，黃瓜汁多脆嫩，而且還會散發出一種清香的味道；從營養的角度來看，其中含有蛋白質、纖維素、多種礦物質成分、多種維生素，而且脂肪含量特別低，是非常好的減肥食品。而其中所含有的纖維素，不僅能夠維持人體腸道通暢，還能夠減少人體血液中的膽固醇和三酸甘油酯。剛採摘下來的黃瓜中含有一種物質 —— 丙醇二酸，它能夠阻止糖分在人體內轉化成脂肪，所以經常食用黃瓜既可以瘦身，還可以預防心血管疾病。

從以上內容我們可以得知，黃瓜是對人體有益的一種蔬菜，那麼，為什麼黃瓜偏偏不能和番茄一起食用呢？

在黃瓜種含有一種酶，是專門分解維生素 C 的，當黃瓜同維生素 C 含量豐富的食物一同食用時，其中的維生素就會遭受到破壞，而且維生素 C 的含量越是豐富，遭受到的破壞就會越大。番茄中的維生素 C 就非常豐富，若是在食用黃瓜的同時食用番茄，那麼我們人體就不能得到大量的維生素 C 了，從而失去了補充維生素 C 的意義。因此，在日常飲食中，食用一根黃瓜後再食用一個番茄，以及餐桌上同時出現番茄菜餚和黃瓜菜餚都是非常不合理的吃法，應該盡量避免。

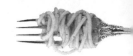

在食用黃瓜的時候我們既要避免同番茄一起食用，還應該避免炒製，涼拌或者生食的吃法才是最營養的，可以達到清熱解毒、利尿消腫的作用，還可以協助減肥瘦身。

而番茄在食用的時候最好選擇炒製，因為其中的茄紅素只有在加熱後才更利於人體吸收，此外，茄紅素溶於油脂，用食油烹調或者在上面撒些油，人體能夠更好的吸收茄紅素。但是要注意一點，茄紅素在高溫、有氧的情況下不能正常分解，所以，在烹調時應該選擇快炒的方式，這樣才能將大部分茄紅素保留在菜餚中，從而增強營養。

那麼，番茄與哪些食物搭配在一起烹飪才是最營養的呢？

一、番茄炒茄子

準備適量的番茄、茄子、蔥、蒜、食鹽、味精、十三香、食油。

（一） 將所有食材清洗乾淨，番茄切塊，茄子削皮、切條，盛入盤中備用，蔥、蒜切片。

（二） 在鍋中倒入適量的食用油，油溫上來後，放入蔥、蒜，隨後將茄條放入其中乾炒。

（三） 在其中放入一些食鹽、十三香，煸炒幾下，放入番茄。

（四） 當番茄汁水滲出後，放入調味品調味即可。

二、番茄炒花椰菜

準備適量的花椰菜、番茄、蔥、蒜、食鹽、雞精、白糖、澱粉。

（一） 將所有食材清洗乾淨，花椰菜掰成小塊，番茄切成塊，蔥、蒜剁碎。

（二）　將花椰菜放入煮開的水中余燙一下，隨後撈出放入清水中，再撈出控水。

（三）　在鍋中倒入少許食用油，將蔥、蒜放入其中，然後倒入番茄塊，當番茄成泥狀後，放入花椰菜，添加少量水分炒幾下，然後添加調味料，用水澱粉勾芡就可以出鍋了。

三、番茄炒豆腐

準備適量的番茄、豆腐、豬肉、木耳、香菜、蔥、食鹽、味精、胡椒粉、糖、澱粉。

（一）　將食材清洗乾淨，用開水將番茄皮燙軟剝開，切成小塊；豆腐切塊，放入煮開的水中，隨後撈出控水；將豬肉剁成肉末。

（二）　在鍋中倒入少許食油，放入花椒，香味飄出後，撈出花椒。

（三）　另取一個乾淨的鍋，在其中倒入適量的食油，將豆腐放入其中煸炒，當豆腐表面略黃後，放入肉末、蔥、胡椒粉、食鹽。

（四）　在其中加入番茄，倒入適量的高湯，再把木耳、糖放入其中，最後勾芡，撒花椒油、香菜即可。

黃豆＋豬腳 —— 營養成分大量浪費

很多人都非常喜愛啃豬腳，雖然上面沒有肉，但是口感非常勁道，而且它還有美容養顏、滋補身體等功效。而在日常生活中，人們經常把豬腳和黃豆搭配在一起食用，因為黃豆對於人體也有很好的滋補作用。然而食品營養專家卻認為，豬腳和黃豆不宜在一起食用。

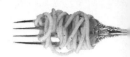

豬腳的營養非常豐富，這是眾所周知的，它也是幫助產婦通乳下奶的良好食品。食品營養專家表示，豬腳中含有大量的脂肪、碳水化合物和蛋白質。而且還含有多種維生素和礦物質等營養成分。豬腳中的蛋白質在人體內轉化成的 11 種胺基酸含量可以與熊掌相比。

從醫學方面來看，豬腳的用途非常廣泛，其中大量的膠原蛋白參與構成肌腱、韌帶等人體重要組織。

而蛋白質的營養價值也是非常高的，黃豆中含有大量的蛋白質，經常食用黃豆可以使肌膚、毛髮都得到潤澤，從而讓人更顯年輕，還可以增強人體的免疫力。但是一旦這兩種食物同吃，黃豆中的醛糖酸殘基就會結合豬腳中豐富的礦物質形成一種影響人體吸收營養物質。這樣就造成了營養物質的浪費，對健康沒有好處。

那麼，怎樣烹調豬腳才能更健康呢？

一、蔥燉豬腳

準備適量的大蔥、豬腳、食鹽。

（一） 將豬腳處理並清洗乾淨，並在上面劃上刀口；將大蔥清洗乾淨，用刀切段。

（二） 將豬腳和大蔥一同放進鍋中，在其中添加適量的水分和食鹽，用大火將清水燒開，隨後用小火慢燉，湯少肉爛後起鍋即可。

二、紅燒豬腳

準備適量的豬腳、食鹽、大蔥、薑、香油、米酒、花椒、冰糖、湯。

（一） 將豬腳處理並清洗乾淨，用刀將整個豬腳切成兩半，隨後放進煮沸的

水中浸泡一下，豬腳顏色發生變化後撈出，用清水沖洗乾淨。

(二) 將蔥薑清洗乾淨，蔥切段，薑切片，再用刀拍一拍。

(三) 在鍋中加入適量的香油，油溫上來後，放入冰糖，冰糖化開後，在其中添加花椒、大料，香味飄出後，放入蔥段、薑片、米酒、醬油，豬腳也放入其中，翻炒幾下，在其中倒入一定量的清水，水量要能夠淹沒豬腳。

(四) 當水沸騰後，放入食鹽調味。

(五) 用文火慢燉，當豬腳爛熟後，用旺火收汁即可。

三、花生燉豬腳

準備適量的豬腳、花生、金針菜、蔥、薑、味精、食鹽、紹興酒。

(一) 將豬腳處理並清洗乾淨，用刀將豬腳剁成塊；花生清洗乾淨後浸泡在清水中；黃花菜清洗乾淨；蔥切成段；薑切成片。

(二) 在鍋中倒入一定量的清水，將豬腳放入其中燉煮一段時間，隨後撈出備用。

(三) 在另一個容器中加入一定量的清水，將所有食材一同放進其中，再添加一些蔥、薑，倒入適量的紹興酒，3 小時後，在其中添加一些食鹽、味精就可以出鍋了。

四、豬腳燉海帶

準備適量的豬腳、海帶、大蔥、食鹽、米酒、醬油。

(一) 將豬腳處理並清洗乾淨，用刀將豬腳切成片；將海帶清洗乾淨，同樣

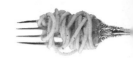

切成片。

（二）　在鍋中倒入適量的食用油，放入蔥，隨後添加少許醬油、米酒，再將海帶、豬腳放入其中，翻炒幾下，倒入一定量的清水。

（三）　當紅湯汁變稠後即可出鍋食用。

田螺＋豬肉 —— 腸胃大受創傷

相信在很多家庭中都曾做過田螺塞肉，這道菜的做法非常複雜，但是風味別具一格，既有田螺肉的鮮美口味，又有豬肉的香美口味，湯汁飽滿，深受廣大人民群眾的喜愛。但是這樣美味的菜餚對健康卻是有傷害的。

每當夏季來臨，每家每戶都要吃上幾回田螺肉，田螺的味道非常鮮美，而且口味清淡，在經過炒製後，味道更是鮮香。不僅如此，它的營養還非常豐富，其中包括大量的蛋白質、維生素 A、鈣質等營養成分，對眼睛非常有益。此外，田螺肉的熱量非常少，對肥胖人士來說是非常好的瘦身食物。在《本草再新》中有記載，田螺肉可「入肝、脾二經」，可見，食用田螺肉可以清熱、利尿、明目等，對於水腫、目赤、便血等病症都有一定的輔助療效。

從以上內容來看，田螺肉對人體的健康不但無害，反而有益，那麼為什麼田螺塞肉這道美食就不能食用呢？

問題就出在搭配上了，豬肉酸冷寒膩，對於人體來說比較寒涼，而田螺肉也是寒涼之物，兩者同食，就會嚴重刺激腸胃，尤其是腸胃功能本身就比較弱的人。所以千萬不要將田螺和豬肉搭配在一起食用。

那麼，田螺應該怎麼樣食用才對人體的健康有益呢？

田螺來自湖水、河水、池塘等有水的地方，若是它生長的環境不衛生，

其自身也可能會受到汙染，再加上吃前沒有等田螺自己排盡汙染物，人體食用後就會吃進很多寄生蟲。所以，將田螺買回後不要急於食用，先放在水中養幾天，當它將髒物排盡後再食用才是最安全的。此外，在煮製的過程中，要將田螺完全煮透，避免寄生蟲有所殘留。

在烹調田螺肉時，應該在其中添加一些熱性的調味料，中和田螺肉中的寒，看看下面的做法：

一、糟田螺

準備適量的田螺、小蔥、薑、桂皮、八角、火腿皮骨、香糟、白砂糖、味精、黃酒、菜籽油、豬油、醬油。

（一）　用剪刀將田螺的尾部剪掉，並清洗乾淨，放進小盆中，隨後在其中倒入一定量的清水，要求淹沒田螺，再滴些菜籽油，讓其將體內的垃圾吐盡，這一過程需要兩天的時間。

（二）　在容器中倒入適量的豬油，燒熱後，放入蔥、薑，香味飄出後，在其中倒入田螺，翻炒一會，添加醬油、酒，並倒入適量的高湯，當湯水開始翻滾後，取出田螺。

（三）　用湯匙將鍋中的雜物撈出，再放回田螺，添加一些火腿皮骨、八角、薑、糖、桂皮、味精一同熬煮。

（四）　當湯水沸騰後，放些香糟，用漏勺將鍋中的調味料全部撈出，再撒些豬油即可出鍋食用。

二、麻辣田螺

準備適量的田螺肉、乾辣椒、青椒、蔥、蒜、花椒、八角、豆瓣醬、

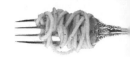

糖、醬油、米酒。

（一） 用剪刀激昂田螺的尾部剪掉，並清洗乾淨，放進小盆中，隨後在其中倒入一定量的清水，要求淹沒田螺，再滴些菜籽油，讓其將體內的垃圾吐盡，這一過程需要兩天的時間。

（二） 在鍋中倒入適量的食用油，當油燒熱後，在其中倒入辣椒、蔥、蒜，當香味飄出後，倒入田螺、青椒，炒一段時間，在其中倒入醬油、糖、米酒、八角。

（三） 蓋上鍋蓋，用中火煮 5 ～ 10 分鐘，然後添加一些味精即可出鍋。

茶葉＋雞蛋 —— 遺失營養，刺激胃部

茶葉蛋可以說是比較傳統的一種食物，我們也經常在早餐時間食用它，深深的顏色加上淡淡的茶葉香，讓人胃口大開。但是這樣的食用方法是非常不當的，不僅對健康有礙，還沒有太多營養。

家家戶戶都有茶葉，但是對於茶葉人們了解的只是皮毛。在茶葉中含有咖啡因，這種物質對於緩解疲乏、振奮精神非常有效；其中的單寧酸，對中風疾病有一定的預防效果；其中的氟化物，對牙齒疾病有一定的預防效果。不僅如此，不同品種的茶葉還有不同的功效，綠茶含有大量的茶多酚，抗氧化能力非常強，能夠協助人體抗擊癌症、延緩衰老、消炎滅菌等；紅茶對皮膚癌有防治的作用，是愛美女士不可多得的佳品。所以恰當的飲茶對身體的益處非常大。

雞蛋是公認的營養豐富的食物，其中含有大量的蛋白質、核黃素、多種礦物質元素和維生素等營養成分。此外，雞蛋中還包含 DHA、卵磷脂，有

助於人體神經系統和身體的發育，達到增強智力、提高記憶力的作用，老人經常食用可以預防智力減退；其中的維生素 B2 對人體來說也是非常重要的。

這樣看來，雞蛋和茶葉都是對人體非常有益的食物，那麼，為什麼茶葉蛋對人體的健康就有害呢？

因為茶葉中含有生物鹼成分，在放入雞蛋進行煮製時，這種物質就會進入雞蛋中，雞蛋中含有鐵元素，鐵元素在遇到這種物質時會形成另外一種物質，對胃部有著很強的刺激性，經常食用茶葉蛋，就會妨礙其中營養物質的消化吸收，從而對人體健康造成一定的危害。

此外，在茶葉中還含有單寧酸，在單寧酸的作用下，雞蛋中的蛋白質會轉變成一種很難被人體消化的物質，這樣不僅造成了蛋白質的浪費，對人體健康來說也是沒有什麼好處的。

茶葉在烹飪中的應用非常豐富，不僅可以增添食物的風味，還可以去除油膩、預防疾病。比如茶水煮粥，將茶葉放入清水中煮開，撈出茶葉，在其中放入洗淨的白米、白糖和適量的清水，米粥煮稠即可食用。

雞蛋的烹飪方法多種多樣，煎、炸、煮、蒸都是可以的，每天食用的雞蛋數量不能超過 2 個，這樣人體就可以充分吸收蛋白質了。雞蛋的營養做法主要有以下幾種：

一、蒸蛋

準備適量的雞蛋、食鹽、耗油、蔥。

（一）　將雞蛋打入碗中，用筷子將雞蛋打散、攪拌均勻，並在其中放入少許食鹽。

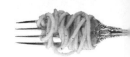

（二）　在碗中加入一定量的清水，水的溫度要適宜，不可過涼也不可過燙。

（三）　再在水中滴少許耗油，用筷子將碗中食物攪拌均勻，隨後調入一些豬油。

（四）　在蒸鍋中倒入一定量的清水，將盛放雞蛋的碗放在蒸鍋的上層，用文火慢慢蒸，在蒸製的時候要注意，鍋蓋不要蓋太緊，否則蒸好的蒸蛋就會出現很多小孔，口感也不會嫩滑。

（五）　一刻鐘左右，打開鍋蓋，取出蒸蛋，在其中加入蔥花，撒些蒸魚豉油即可。

二、香蔥雞蛋餅

　　準備適量的雞蛋、麵粉、蔥、蒜、食油、食鹽、太白粉、白胡椒粉、雞精。

（一）　在面盆中放入適量的麵粉，在其中加入雞蛋、食油、太白粉，隨後添加少許食鹽、白胡椒粉、雞精、蒜末、蔥末，再用筷子將混合物攪拌均勻。

（二）　在不沾鍋中倒入適量的食油，油溫稍熱後，將適量的麵糊倒入其中，並攤開，薄厚適中，用文火進行煎製，當麵糊下麵煎熟後，再翻另一面進行煎製。

（三）　當兩面都熟後，取出薄餅，切成塊即可食用。

三、雞蛋糕

　　準備適量的雞蛋、牛奶、低粉、奶粉、泡打粉、白砂糖、食鹽、沙拉油、香草精。

（一）　　將牛奶、沙拉油、香草精放進容器中，用筷子攪拌均勻。

（二）　　將雞蛋打入攪拌器中，並加入適量的糖、食鹽進行攪拌。

（三）　　再將低粉、奶粉、泡打粉添置其中，用筷子繼續攪拌，拌勻後麵糊應該呈現出乳白色。

（四）　　在其中添加第一步攪拌好的混合物，繼續用攪拌器攪拌均勻，隨後將麵糊放入容器中，用保鮮膜加以覆蓋。

（五）　　一刻鐘後，將麵糊放進蛋糕模具中，再放進烤箱進行烤製即可。

羊肉＋過熱或過寒食物 —— 影響營養還傷身

　　秋末冬初的時節，是非常適合吃羊肉的，不僅能夠溫暖人的身體，還可以滋補身體。但是在食用羊肉的時候，是有一定講究的，不是所有食物都能夠與之搭配食用的。搭配不好，不僅不能使食物發揮出其真正的營養價值，還會對人體造成傷害。

　　現在就讓我們一起來看看羊肉的飲食禁忌吧。

一、羊肉搭配蕎麥麵

　　孫思邈曾經說過「蕎麥酸微寒，食之難消，久食動風，令人頭眩，作面和豬羊肉熱食不過八九頓，即患熱風，鬚眉脫落，還生亦稀」，可見這兩種食物搭配在一起是不合理的，蕎麥屬於寒性食物，食之可以達到降低血壓、降溫收汗的作用；羊肉是熱性食物，其功能和蕎麥處在兩個極端，將這兩種食物搭配在一起食用，它們的屬性就中和了，不僅對人體達不到食療作用，而且還會導致動風。經常一起食用這兩種食物，還會導致熱風症，眉毛和鬚

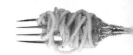

鬚還會掉落。

二、羊肉搭配豆瓣

　　《本草綱目》中有記載：「羊肉同豆醬食發痼疾。」羊肉屬於大熱的食物，不宜和豆醬一起食用，因為豆醬的功能和羊肉完全相反，如果總是將這兩種食物一同食用，會對健康不利，很有可能會導致痼疾。而我們在老一輩人的口中也曾聽說過：豬不吃薑，羊不吃醬。

三、羊肉搭配乳酪

　　《金匱要略》中有記載：「羊肉不共生魚、酪食之，害人。」由此可見，這兩種食物的搭配是非常不合理的，乳酪屬於寒性食物，而羊肉屬於熱性食物，兩者對人體達到的效果相反，而乳酪中又含有大量的酶，當這種酶碰到羊肉中的營養物質後，很容易對人體造成影響，而且營養價值也大大降低了。

四、羊肉搭配食醋

　　《本草綱目》中有記載：「羊肉同醋食傷人心。」由此可見，在吃羊肉的時候是不能放醋的，醋屬於溫性食物，味道很酸，能夠殺菌、活血、解毒等，非常適合與寒性食物搭配在一起食用，和羊肉不是很好的搭配。

　　此外，醋能夠達到收斂的效果，會阻礙體內陽氣的生成，而在羊肉的作用中就包括壯陽，兩者搭配在一起，羊肉就不能正常發揮出對人體的溫補作用了。

五、羊肉搭配南瓜

中醫認為，羊肉是不能和南瓜搭配在一起食用的，因為南瓜性溫，對人體有著很好的滋補作用，羊肉的熱性很大，同樣也是很好的滋補食品，兩者搭配在一起就會造成人體火氣過大，甚至還會造成消化不良，引發肚子脹氣。

六、羊肉搭配西瓜

這兩種食物是不能同時食用的，或者食用的時間間隔短。羊肉性熱，西瓜屬於非常寒冷的食物，如果在食用羊肉後馬上就食用西瓜，會使羊肉的溫補作用大打折扣，還會對脾胃造成一定的傷害。

七、羊肉搭配茶

人們不能在吃羊肉後馬上喝茶水。因為羊肉中含有大量的蛋白質，而茶葉中含有大量的鞣酸，二者相遇會發生反應，最終形成鞣酸蛋白質。鞣酸蛋白質在體內會對腸道造成影響，減緩腸的蠕動速度，從而使大便中的水分被腸道多次吸收，最終導致排便不暢。

除了以上七種食物外，在食用羊肉的同時、前後，還不能食用栗子、梨子、竹筍等食物。

在我們的日常生活中，食用羊肉最多的方式就是「涮」，很多人以為涮羊肉最好用銅製的容器，其實並非如此。《本草綱目》中有記載：「羊肉以銅器煮之：男子損陽，女子暴下物；性之異如此，不可不知。」也就是說，用銅製的容器涮羊肉，會對人體造成傷害。羊肉中蛋白質含量非常豐富，如果將其放入銅器中進行烹調，就會產生一些具有毒性的物質，從而不利於人

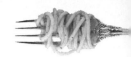

體健康。

柿子有營養，吃柿子需謹慎

秋季到來，當柿子樹的葉子全部凋零後，柿子就成熟了。完全熟透的柿子是橘黃色的，味道清甜，而且營養價值也非常高。

柿子中含有大量的維生素 C、胡蘿蔔素、葡萄糖、果糖、碘、鈣、鐵等營養成分，其中的維生素、糖的含量比很多水果的都要高，此外，在剛剛採摘下來的柿子中還含有黃酮礦物質。

柿子不僅具有很高的營養價值，其在醫學上的應用還非常廣泛。新鮮的柿子具有藥用價值，而柿餅、柿霜、柿蒂、柿葉都也可以用於藥物治療之中。

現在我們來看一看柿子的藥用價值：

一、新鮮柿子

新鮮的柿子口味甘甜，屬於涼性食物，能夠對人體達到潤肺止渴、健脾養胃等作用。《本草綱目》對柿子有這樣的描述：「柿乃脾肺血分之果也。其味甘而氣平，性澀而能收，故有健脾、澀腸、治嗽、止血之功。」可見，柿子的功效非常廣泛。直接生吃能夠潤肺去燥，防止痔瘡出血；食用柿子汁，能夠治療甲狀腺腫；飲用沒有完全熟透的柿子的汁水，能夠解除燥熱、滋潤口喉。

二、柿餅

柿子餅口味甘甜，對人體能夠達到潤肺、清熱、止咳、止血等作用。將柿子餅與川貝同蒸，能夠治療咳嗽；將柿餅與紅糖、黑木耳共同放入水中進行煎煮，能夠治療痔瘡出血；將柿餅與陳皮、糯米一同放入水中進行熬煮，能夠防治慢性腸炎。

三、柿霜

在柿餅的表面通常會有一層白霜，這層白霜就是柿霜。柿霜入口甘甜，能夠對人體達到清熱、止咳、瀉火、涼血等作用。《醫學衷中參西錄》有記載「柿霜色白入肺經，其滑也能利肺痰，其潤也能滋肺燥。」也就是說柿霜能夠潤肺、化痰、去燥。用溫水沖服柿霜，對咳嗽、咽喉發炎都有一定的療效。在柿霜中加入適量的冰片、薄荷，能夠治療口腔炎症，需要注意的是治療口腔炎症要外用，不可內服。

四、柿蒂

柿蒂口味略苦，對人體能夠達到止咳、止血、下氣等作用，可以與丁香、生薑共同入藥，也可以與竹茹、赭石共同入藥。

五、柿葉

新鮮的柿子葉能夠達到降低血壓、清熱、促進消化、防癌抗癌等作用。用於洗澡，還能夠達到殺菌、消炎等作用。

從以上內容來看，柿子的各個部位都是不可多得的寶貝。但是在食用柿子的時候也應該多加注意，柿子與很多食物是不能一起食用的。

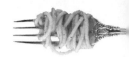

一、柿子與螃蟹不能同食

《飲膳正要》中有記載：「柿梨不可與蟹同食。」柿子與螃蟹都屬於寒性食物，在一起食用，過寒的食物就會傷害到消化器官。

不僅如此，螃蟹中含有大量的蛋白質，而柿子中含有鞣酸，這兩種物質結合在一起會變成一種不能被消化掉的物質，從而對胃造成傷害，出現嘔吐、腹痛、腹瀉等症狀，甚至還會導致中毒。

二、柿子與酒不能同食

柿子屬於寒性食物，而酒與柿子恰恰相反，屬於大熱之物。酒精入胃，還會刺激腸道，使其分泌物增多。如果在這個時候吃柿子，柿子中的鞣酸接觸到胃後，就會變得非常黏稠，當這種黏稠物質在進入腸道後，容易沾黏在纖維上，從而變成一個又大又黏的物塊，很難從體內排出，時間長了，腸道就會阻塞，進而導致多種腸道疾病。

三、柿子與番薯不能同食

番薯中含有大量的澱粉，進入人體後會促進胃酸的分泌，此時食用柿子，不僅不利於柿子的消化，還會導致腸胃疾病。這是因為胃酸過多，柿子會產生沉澱。沉澱物過多，就會很難被胃消化掉，而由於沉澱物過大，不能排出胃外，所以，還會導致胃柿石，甚至還會造成胃穿孔，出現生命危險。

四、柿子與海帶不能同食

海帶中含有大量的鈣質，而柿子中含有鞣酸，這兩種物質相遇後會結合在一起，形成一種不易被消化的物質，不僅造成了營養物質的浪費，還會使

身體出現不適感。

五、柿子與酸菜不能同食

酸菜在進入人體後會產生很多鹽酸，而柿子在進入人體後會產生大量的胃酸，胃酸與鹽酸相遇會產生一種不易被人體消化的沉澱物，從而導致胃石症。除了酸菜外，在吃柿子的時候飲用大量的水或者酸性的湯水都是不可以的。

六、柿子與章魚不能同食

章魚屬於寒性食物，適量食用不會導致腹瀉，還可以對人體達到養血、收斂等作用，但是與柿子同食是萬萬不可的，因為柿子也屬於寒性食物，兩種寒性食物同食入胃，會刺激胃，從而出現腹痛、腹瀉等不適症狀。

七、柿子與鵝肉不能同食

鵝肉的營養價值非常高，其中含有大量的蛋白質。但是與柿子一同食用就會造成嚴重的後果，甚至還會使人出現生命危險。這是因為柿子中含有鞣酸，當蛋白質與鞣酸結合後，會形成一種物質，很難從胃中排出。

蝦和維生素 C —— 引發人體中毒

隨著環境汙染的日益嚴重，不管是河裡的蝦，還是海裡的蝦，體內都含有很高濃度的五價砷化合物，如果單獨食用大蝦，人體還不會出現健康問題，但是當大蝦和水果同食進入人體後，這種物質就會與維生素 C 相互結合，生成具有毒性的三價砷，從而引發人體中毒。

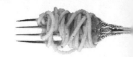

　　不過，現代營養科學也認為，有些食物搭配在一起食用，會達到營養互補的作用，從而達到身體保健的最佳效果。比如番茄炒蛋，這道菜的搭配上是非常科學的。雞蛋中含有大量的蛋白質以及多種維生素，比如菸酸、B 群維生素等，但是卻沒有維生素 C，在番茄中含有豐富的維生素 C，如果將這兩種食物搭配在一起烹飪，就可以達到營養互相彌補的作用。

第八章　相剋食物同時吃，營養變成了「垃圾」

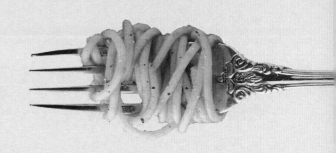

第九章

食物的健康吃法

第九章　食物的健康吃法

識別食物的顏色密碼

五顏六色的食物總能勾起人們的食慾，特別是小孩子，經常會出現厭食的狀況，但是如果桌面上擺滿了色彩繽紛的食物，他們的「厭食症」就會跑光光。五顏六色的食物能夠滿足人們的視覺，提高人們的食慾，但是你一定不知道，從營養方面來說，食物的功效、營養和顏色有著不可分割的關係。

現在，讓我們來看看每種顏色食物的營養價值和藥用價值吧。

一、黑色食物

黑色食物其實就是含有黑色素的各類食物，比如烏雞、黑豆、黑木耳、黑麥等。

有一陣子，人們非常推崇黑色食物，他們認為大部分黑色食物都來自大自然，其中不會含有人工添加劑；營養物質比較全面，而且品質高；能夠有效預防心腦血管疾病。事實也是如此，比如烏雞，其中含有大量的人體所需的胺基酸，對女性的月經失調有調理作用，長期食用，可以增強人的體質。

從現代醫學的角度來看，黑色食物的藥用價值也非常高，可以延緩衰老、滋補腎臟、烏黑髮絲、美容養顏等，還可以改善人體生理功能、加強唾液分泌、加強造血功能。

二、紅色食物

紅色食物是含有紅色素的食物，比如胡蘿蔔、番茄、紅棗、莧菜、山楂、草莓等，它們大多都是呵護人體健康的良好食品。

紅色食物可以強健身體，增強免疫力。在人體中有一種細胞（吞噬細胞）

可以吞噬多種致病微生物，而紅色食物可以加強吞噬細胞的生命力。經常食用紅色細胞，身體的抵抗力、免疫力都會得到加強。

在紅色食物中含有量的鐵質，比如紅棗，它是產婦最好的補血食品，也是貧血患者的福音，還是女性經期後補血的佳品。因此，紅色食物對於女性來說，是非常貼心的食物。

在所有的紅色食物中，蘋果對人體的益處是最好的，在西方國家有這樣一句話：「一日一蘋果，醫生遠離我。」可見蘋果的功效是非常大的。蘋果裡面含有多種維生素和微量元素，這些物質都在維持著人體健康。另外，紅色食物的色彩能夠讓人精神振奮，從而提高食慾。因此，這種顏色的食物還是精神狀態不好和憂鬱症患者的良好食物。

三、紫色食物

紫色食物在生活中也是很多的，有茄子、李子、紫葡萄、紫玉米、紫洋蔥、紫芥藍等，它們都是心腦血管疾病患者的「福音」。

醫學專家認為，紫色食物中含有花青素，能夠降低心臟病的發作率，還能夠預防血管硬化和某些原因引起的腦中風。

在我們的生活中，最常見的紫色食物就是葡萄，而它也是紫色食物中對人體非常有益的食物，經常食用葡萄，皮膚就會變得和葡萄一樣水水潤潤的，而心臟也會更健康。對於皮膚比較乾燥、粗糙的女性朋友來說，經常吃葡萄，皮膚的狀況就會逐漸得到改善。此外，葡萄中還含有大量的維生素 B1 和維生素 B2，能夠促進身體的血液循環。

營養學家表示，有甲狀腺疾病或有這類疾病家族史的人，應該定時吃一次紫菜等食物，補充體內的碘元素。

四、黃色食物

黃色食物中含有大量的胡蘿蔔素、維生素 A、維生素 D。維生素 A 對腸胃黏膜非常有益，能夠預防胃炎等腸胃疾病；維生素 D 能夠提高鈣、磷在人體內的吸收率，可以在一定程度上預防視力下降、骨質疏鬆症等病症。這些食物包括黃豆、柚子、玉米、梨、韭黃等。

黃色的食物還可以達到舒緩心情、增加幽默感的作用，對人體的皮膚、消化系統、肝臟功能都非常有好處。

五、綠色食物

綠色食物在我們的生活中是最常見的，因為我們每天都要食用綠色的蔬菜。綠色蔬菜對於維持身體健康非常有益，其中含有大量的維生素 C，可以提升身體的抵抗力，並使人體遠離多種疾病。這類食物是電腦工作者、腦力工作者、吸菸人士每天都必備的。

對於懷孕女性來說，綠色食物更是應該多食用的。這是因為其中含有大量的葉酸，能夠預防胎兒神經管畸形。而且，葉酸還能夠呵護人體的心臟。所以，綠色蔬菜是每個人每天都要食用的，而且還應該保持種類多樣化。

六、白色食物

人們在看到白色的事物時，就會鎮靜下來，而白色食物也能夠達到相同的功效，能夠安撫人們激動的情緒，患有高血壓和心臟病的人士應該多食用一些。這類食物包括百合、冬瓜、銀耳、花菜、萵筍、豆腐、牛奶、豆漿等。

乳製品、豆製品等都含有大量的蛋白質，而蛋白質是我們每天都要攝取

的物質，它是一切生命的物質基礎，人體組織的更新和修補都離不開它。白米是人們的主食之一，其中含有大量的碳水化合物，能夠為人體提供能量。

透過以上內容，我們已經了解到了各種顏色蔬菜的營養價值以及對人體的益處，如果能夠掌握合理的顏色搭配方法，不僅能夠提高人們的食慾，還能夠攝取全面的營養物質。那麼，應該怎樣搭配這些五顏六色的食物呢？

一、花色配

意思就是將多種不同顏色的食物搭配在一起，烹飪成菜餚，但是要保證等量，使菜品色澤均勻、賞心悅目。此外，避免顏色過多，各種顏色搭配在一起不能顯得很雜亂。同時還應該突出主要食材。比如青椒魚片，白綠分明，搭配和諧，讓人眼前一亮。

二、順色配

意思就是烹飪成菜餚的所有食材的顏色相同。通常可用於搭配淺色食物，這樣的菜餚看起來非常清淡、素雅。比如焦溜三白，食材有雞肉、魚肉、竹筍，這三種食材都是白色的。但是這樣的搭配不利於營養的補充，如果在裡面添加一些深色食物，營養就全面一些了。

三、點色配

意思就是給藥材做點綴，但是這個步驟是在花色配的基礎上進行的。在搭配的時候要注意顏色突出，最好點綴的食物可以彌補食材中的不足之處。不僅能夠讓菜餚更加賞心悅目，還能夠增添菜餚的營養。

第九章 食物的健康吃法

飲茶的合理時間和方式

　　飲茶是傳統文化，茶葉不僅是家家戶戶都必須備有的飲品，逢年過節時，還是禮尚往來的佳品。茶是非常好的東西，喝好茶，還可以達到養生的作用。而喝好茶的關鍵在於茶葉的挑選和喝茶的時間。

　　一天之中，最適合飲茶的時間有很多，現在就讓我們來看一看適合飲茶的時間吧：

一、清晨

　　清晨起床，人體經過了一晚上的新陳代謝，體內已經非常缺水了，所以這時的血液比較黏稠。如果在這個時候能夠飲用淡茶水，就可以給全身補充水分了，而且還可以降低血液的黏稠度，控制血壓上升。尤其是老年人，若是在清晨來一杯淡茶水，對身體是非常有益的。那麼，清晨喝什麼茶葉最好呢？

　　答案是紅茶。人在清晨剛剛醒來後，體內的各個器官都還沒有完全啟動，來一杯紅茶，能夠加強血液循環，並保暖身體，同時使大腦正常運轉。

　　紅茶對人體沒有刺激性，可以在剛起床後喝一杯，也可以在用完早點後再喝。但是不能在不吃任何食物的時候喝，這是因為茶葉中含有咖啡因，腸胃中沒有任何食物，就會吸收過量的咖啡因。

二、午後

　　在午後，也就是下午三點鐘左右，泡上一杯茶，能夠達到提高人體的抵抗力、有效預防感冒、調理人體等作用。而這杯茶也是一天之中最不應該

錯過的，現在，有很多人都罹患了富貴病，透過藥物治療，也不能將這些病全部治癒，但是如果每天都能喝一杯午後香茶，也許會達到比藥物還強大的作用。

在午後，人們應該喝一杯綠茶或者青茶。一般來說，在中午，人體的內火就會特別大，綠茶和青茶就可以平定內火。青茶入肝經，可以清肝，化肝毒，而且其中還含有大量的維生素 E，能夠延緩人體衰老；綠茶入腎經，能夠利尿，排清體內濁水。此外，綠茶中還含有大量的茶多酚，具有抗氧化、消炎的作用。

三、晚上

有些人認為晚上喝茶會降低睡眠品質，而事實並非如此，在晚上八點半左右喝一杯茶，人體的免疫系統很容易就會得到修復。但是在晚上飲茶一定要會挑茶，對於神經有些衰弱的人來說，晚上可以喝一些半發酵茶，不可以喝沒有經過發酵的茶，比如綠茶，否則身體就會出現一些不良反應。

對於其他人來說，晚上可以喝一些黑茶。一天之中，人們進食了不少油膩物質，這些物質會存積在消化系統之中，如果晚上喝些黑茶，這些油膩的物質就會得到分解，從而促進腸胃消化。黑茶比較溫和，在飲用後，不會導致失眠。

除了清晨、午後、晚上這三個時段可以飲茶外，還有幾中情況也是很適合喝茶的，比如：

（一）流汗後

當人體在進行了大量的運動或者體力勞動後，身體就會流大量的汗液，

特別是在高溫下作業的人們，很容易會流汗，在這個時候，喝白開水會感覺不解渴，若是將白開水換成茶葉，人體中的水分就很容易得到補充，而且還可以使血液得到稀釋，促進體內排出汗物，緩解身體痠痛，從而減輕身體的疲乏。

（二）吃太鹹的食物後

如果食用了大量過鹹的食物，進入體內的大量食鹽就會導致血壓升高，特別是高血壓患者，應該多吃清淡的食物。飲茶具有利尿的作用，所以，如果食用了過鹹的食物，喝一些茶水，就可以盡快排出鹽分，維持血壓正常了。有些醃製食品中含有不少硝酸鹽，當這種物質在進入人體後，很容易同二級胺反應生成亞硝胺，它具有致癌的作用，飲茶可以阻礙致癌物的行程，但是需要注意一點，茶葉必須是綠茶，而且其中還必須含有大量的兒茶素。

（三）吃油膩食物後宜飲茶

肥膩的食物雖然美味、營養豐富，但是其中大量的脂類或蛋白質非常不容易消化，所以人在食用後感覺非常脹飽。如果在這個時候喝一些濃茶，這些肥膩的食物就會得到分解，從而更利於人體消化。但是飲茶時要注意一點，飲茶量要控制在一杯以內，因為胃中的食物需要胃液來消化，大量的茶水會稀釋胃液，造成消化不良。

水果的最佳進食時間

人們愛吃水果，並不是因為它能給我們帶來豐富的營養物質，而是因為它能夠給我們帶來很多味覺上的享受。水果的種類非常多，每一種水果都能

帶給我們不同的享受，有酸、有甜、有澀，還有很多說不上來的滋味。但是我們應該更看重水果的養生功效。

不同的水果含有的營養成分也不會完全相同，因此對人體的作用也有差異。很多人都不會利用水果來養生，連續很多天食用一種水果，而且進食水果的時間也沒有規律。其實，這樣很有可能對身體造成傷害。那麼，我們應該在什麼時候吃水果呢？這個問題要分類進行討論了。因為水果的功能決定了人們的食用時間。

一、早上吃水果

在清晨吃一些水果，對身體是非常有好處的，能夠使人體保持大便通暢，還能夠促進消化。不僅如此，清晨人們通常都是無精打采的，然而咬上一口水果，甜脆爽口，立刻就會喚醒你沉睡的精神，讓你神采奕奕。

在早上最適合食用蘋果、葡萄等水果，因為人體在夜晚進行休息的時候，全身的功能都比較微弱，其中就包括消化功能，如果在這個食用酸性太強或者口味太濃的水果，就會刺激腸胃，出現不適感。因此，清晨是比較適合食用溫和、口感微甜的蘋果和葡萄等水果的。

二、餐前有選擇的吃水果

在進餐前，人們的腸胃是非常空的，如果沒有選擇的吃水果，就會對身體造成不良影響。因為有些水果是不能在空腹的時候食用的，比如聖女番茄、香蕉、柿子、山楂、橘子等。

聖女番茄中的某些成分在遇到胃酸的時候會生成一種無法溶解的物質，這種物質一旦將胃口阻塞，就會引起腹脹，出現不適感。而香蕉中含有大量

的鎂，人體內的鎂含量過高，就會對心血管造成不良影響。而山楂非常酸，在腹中無食的時候食用會出現腹痛的感覺。

三、最適合在飯後食用的水果

用完餐，人體中肯定會存積很多食物和油脂，如果能夠在餐後吃一些水果，不僅能夠促進食物的消化，還能夠清除口中的油膩感。

在餐後適合食用山楂、橘子、鳳梨等水果。山楂和橘子中含有大量的有機酸，在進入人體後，能夠加強脂肪的分解，使食物得到更好的消化。而鳳梨中含有鳳梨蛋白酶，進入人體後能夠促進蛋白質的分解，加強脾胃的消化功能。

四、適合當做宵夜的水果

深夜是不適合吃水果的，因為水果中含有大量的糖分，很容易導致一天之中攝取的熱量過多，從而使身體臃腫。此外，在宵夜的時候吃水果，人體很難將其消化掉，特別是在臨睡前食用含纖維質多的水果，纖維會在腸道中發酵，膨大，從而導致人體腹脹難眠。而對於腸胃本身就不是很好的人來說，臨睡前吃水果，對身體的傷害更大。如果在夜晚出現了失眠的症狀，可以吃一些桂圓，桂圓能夠達到寧神的效果，使人很快進入夢鄉。

試試食用營養強化食品

一般人飲食所獲得的熱量主要來自蔬果、穀物、麵食等，動物肉類攝取得比較少，這樣就造成了維生素 A、維生素 B2 和多種礦物質元素等營養物質的嚴重缺乏。為了讓營養更加全面，建議多食用添加微量元素的食品。

那麼，添加了微量元素的食品有哪些呢？

一、加碘鹽

有些人出現嚴重缺碘的現象，碘是我們每天都必須從食物中攝取的元素。但是在有些地區的土壤和水源中沒有足夠多的碘，這樣就會造成農作物、蔬果和動物攝碘不足，人經常食用這樣的食物也會造成體內缺碘。那麼，如何實現這類人補碘的需求呢？答案就是碘鹽。大部分人食用的碘鹽都是加碘酸鉀的食鹽，價格比較低廉，每天食用便可攝取更多的碘元素，從而改善了營養性貧血狀況。

二、營養白米

人類的主食主要來源於穀物，而白米就是其中之一，它是多種微量元素的食物來源，比如鋅元素、核黃素等，但是在白米加工的過程中，有些元素會流失掉，而顏色越白的白米，損失的營養物質就越多。為了讓人體攝取更多的營養元素，進而生產出了一種營養強化白米，這種白米以白米粉為基礎，在其中添加充足的營養元素，並與米粒混合生產的。這種白米具有保健功效，能夠使人體更健康。

三、鐵強化醬油

在我們的日常飲食中，蔬菜占據著主導地位，這樣就導致了鐵的低吸收率。因此，很多人都患有或輕或重的缺鐵性貧血。針對這種狀況，在市面上出現了一種鐵強化醬油。實驗發現，缺鐵性貧血嚴重的地區的貧血兒童在食用這類醬油後，貧血比例比之前要低很多。

四、強化食用油

在日常生活中，有不少人都缺乏維生素 A，特別是兒童。然而植物油是非常適合強化維生素 A 的，體內維生素 A 不足的人經常食用這類食用油，就可以改善營養不良的狀況。

五、強化輔助食品

強化輔助食品有很多，比如奶粉，普通奶粉中雖然含有大量的營養物質，但是並不能滿足所有嬰幼兒自身的生長發育需求，因此，在市面上出現了很多配方奶粉。這種奶粉就是在其中添加了嬰幼兒的營養元素，包括多種礦物質和維生素等，這樣就可以滿足不同體質的嬰幼兒了。

六、添加益生元

這種物質是從植物中提取出來的，是一種對人體非常有益的菌類，可以潤腸通便、止瀉。現在這種物質主要添加在奶類、保健類和飲料類食品中。

那麼，這些經過強化營養的食品對於我們的身體究竟有哪些益處呢？

一、促進成長發育

經過強化的食品，營養物質得到了一定的提升。若是人們能夠恰當的食用，就能夠補充身體營養。這一點對於青少年來說非常重要，能夠使身高和體重都得到適當的提升。

二、防治營養缺乏症

人體缺碘，就會罹患甲狀腺腫大，經常食用加碘鹽，這種疾病就會得到

緩解；而在克山病高發的地區推廣加硒鹽後，那裡的人們罹患大骨節病、克山病的機率就逐漸減少了。這說明，人們透過補充自己身體中缺乏的元素，可以達到防治疾病的目的。

三、預防癌症

如果人們經常食用醃製的食品，其中的亞硝酸鹽就能夠引發人體罹患癌症，但是在其中加入維生素 C、維生素 E 後，它們就會妨礙致癌物質的生成，從而達到預防癌症的目的。

四、滿足特殊族群需要

由於特殊職業或其他原因，有些人不能從飲食中獲得足夠的營養物質，比如在高溫環境中工作的人員，他們需要額外補充一些維生素。在這種情況下，營養強化食品就是最好的選擇。

三餐搭配

每個人每天都要吃飯，看起來所有人的飲食都沒有什麼差異，事實上，不同地域，不同年齡、不同的人可能吃著不同的早、中、晚餐。那麼，在種類繁多的飲食面前，究竟有哪些才適合做早餐、哪些適合做中、晚餐呢？這需要根據食物的不同營養來進行搭配。

下面看看我們是如何搭配三餐的吧。

一、早餐：營養攝取要充足

早餐是一天之中最重要的，人們說「早餐吃少些，午餐吃飽些，晚餐吃

第九章　食物的健康吃法

少些」，所以，我們的早餐應該是營養非常均衡的，這樣才能讓一整天擁有飽滿的精神。通常情況下，我們每天需要從早餐中攝取 30% 的能量，最適合選擇的食物包括以下幾種：

（一）　優質蛋白質含量豐富的食物，比如蛋類、乳製品、肉腸、豆製品等。

（二）　維生素 C 含量豐富的食物，比如鮮果汁、蔬菜汁、水果、蔬菜等。

（三）　碳水化合物含量豐富的主食，比如糕點、麵包、花卷等。

（四）　飽含水分的飲品，比如粥類、奶類、豆漿、蔬果汁等。

（五）　提高食慾的食物，比如番茄汁、鮮果汁、鹹菜等。

以上食物都是可以在早餐時間食用的，分別從五類中選擇一種搭配在一起食用是最好的。但是也有一些食物是堅決不能在早餐中食用的，都有哪些呢？其中包括一些肥膩、煎炸、乾硬和辛辣等食物，在早上食用這些食物很容易造成消化不良。

此外，早餐是不能省略的，但是也不要吃得太撐。如果早餐沒有吃飽，肚子感覺很餓，那麼，可以從早餐中留取一種食物，等到上午十點左右食用，或者吃些水果。

二、午餐：為身體補充能量

對於人體來說，午餐也是非常重要的，學習、工作了一上午，身體中的能量已經消耗得差不多了，但是在下午還要進行工作，所以需要能量供給，在這種情況下，午餐就展現了它的重要之處，為身體補充熱量，好為下午繼續奮鬥儲備能量。人體每天需要從午餐中獲取 40% 的能量，比早餐要多，所以午餐一定要吃飽，那麼，午餐應該吃些什麼食物呢？

與早餐一樣，午餐也不宜吃得過於油膩。否則，午餐後可能會頭腦昏沉、昏昏欲睡，以致影響下午的工作。

（一）　主食，比如米飯、麵食等。

（二）　蛋白質含量豐富的食物，比如魚類、肉類、蝦類、豆類等。

（三）　維生素 C 含量豐富的食物，比如蔬菜、水果等。

完美的午餐包含以上三種元素就可以了，但是要注意選擇的肉類不能太肥膩，否則會讓自己頭腦暈沉，不利於學習和工作。還應該少吃油炸食品，比如炸雞腿、雞排等。

享用完午餐，最好在下午三點左右加一餐，在這段時間可以吃些能量低的食物，比如番茄、蘋果、草莓、優酪乳、餅乾、燕麥粥等。

三、晚餐：清淡一些

晚餐攝取的能量不能超過午餐。在日常生活中，我們總是習慣晚餐豐盛一些，因為只有晚上才有充足的時間享受美食，但是這樣卻導致了各種富貴病的襲來。所以我們應該改變這樣的飲食習慣，讓午餐豐富一些，晚餐清淡一些。那麼，在晚餐時間最適合食用哪些食物呢？

（一）　主食，比如米飯、麵食等。

（二）　蛋白質含量豐富的食物，比如魚類、肉類、蝦類、豆類等。

（三）　維生素 C 含量豐富的食物，比如蔬菜、水果等。

除了以上食物外，在早餐還可以食用一些口味比較清淡的粥類、湯品，千萬不要食用油炸食品、肥膩的食物和奶油、糕點類的食物。

此外，在入睡前的兩個小時還可以加一餐，這一餐主要就是簡單的食

物，比如一杯牛奶、一顆蘋果、一片麵包。但是這一餐是在晚餐清淡的基礎上進行的。

水果的營養翻倍法

眾所周知，蘋果中的營養物質非常豐富，而且口感甜美，所以，蘋果幾乎得到了所有人的青睞。一般人在吃水果的時候，都喜歡直接生吃，不僅方便，而且口感好。但是，你知道水果在加熱後是什麼味道嗎？水果在加熱後，不僅味道會與之前差別很大，對人體所達到的營養作用也是不同的。

經過加熱的水果，在進入人體後，會得到很好的消化吸收，從而使水果的營養價值大大提升。而不同的水果在加熱後，對人體的作用也是不同的。現在讓我們來看看不同水果在加熱後對人體所產生的作用。

一、蘋果

研究顯示，當蘋果處於高溫的環境中時，其中所含有的多酚類物質的量會得到一定的提升，多酚對人體的保健作用非常好，能夠降低血糖、維持膽固醇濃度、消炎殺菌。因此，將蘋果加熱再食用是非常健康的吃法。

通常來說，蘋果的加熱吃法只要有兩種：一是烤，二是蒸。蘋果中含有大量的果膠，在高溫環境中，果膠會被分解，從而更好的被人體吸收。而其中所含有的膳食纖維本身就具有加強腸道蠕動、防止便祕的功效，如果用火烤蘋果，蘋果中的膳食纖維就會比沒烤時活躍很多，對於大便不暢者來說，是一款天然的「瀉藥」。此外，在烤過後，蘋果中的鈣質也會比之前活躍很多。

（一）烤蘋果

製作方法：

1. 將蘋果清洗乾淨，將果肉切成塊。

2. 取適量鋁箔紙，將切好的蘋果包裹起來，放入盤中，隨後放進烤箱，調好溫度。

3. 二十分鐘左右，將蘋果盤取出，剝開鋁箔紙即可食用。

蒸蘋果，就是將蘋果放進蒸籠中蒸煮，蘋果中含有果膠，這種物質在蒸過後會具有很強的收斂作用，對愛美女士來說，是一款美容養顏膏。

（二）蒸蘋果

製作方法：

1. 將蘋果清洗乾淨，連皮一起切成塊狀。

2. 將切好的蘋果放進碗中，整個碗放進蒸籠中。

3. 五分鐘後，取出蘋果即可。

二、梨

在天氣異常乾燥的秋季，梨是最好的水果，能夠潤肺生津、祛痰止咳。但是梨屬於寒性水果，在天氣寒涼的時候吃口梨，腸胃會覺得冷颼颼的，而對於已經感染風寒的人來說，吃生梨不僅不會達到止咳的作用，還會加重病情。但是如果生梨變成了熟梨，那麼，就能夠達到食療的效果了。梨經過水煮後，其中的寒性就會消除，從而更好的發揮出潤肺止咳的功效。此外，梨籽中含有一種不能溶解的物質，但是經過水煮，不僅能夠在人體內溶

解，還能夠將人體內多餘的膽固醇排出。那麼梨在加熱後，都能夠做成哪些美食呢？

（一）梨膏

1. 將梨清洗乾淨，用刀切成碎塊，隨後放入鍋中進行熬煮。

2. 用文火慢熬，並在其中添加少許蜂蜜，幾分鐘後即可出鍋。

梨膏製成後，不可急於食用，待食物冷卻後，可取少許放入碗中，用開水沖服。

（二）丁香煨梨

1. 將梨清洗乾淨，用湯匙將中間的核挖除，並在其中放入適量的丁香。

2. 用新鮮的菜葉子將梨包起來，隨後整個埋進灰中，一段時間後，取出梨即可食用。

（三）川貝蒸梨

1. 將梨清洗乾淨，用湯匙將核挖除，取適量冰糖和川貝母一同混入梨中。

2. 將梨放入蒸籠中蒸製，幾分鐘後取出即可食用。

三、山楂

山楂味酸，能夠促進消化、延緩衰老、防治癌症。在山楂中含有的牡荊素，對於多種癌症都有一定的治療作用。山楂除了能生食外，還能夠煮著食用。

（一）山楂粥

1. 將山楂和白米清洗乾淨，一同放入鍋中，再在其中添加一定量的清水進行熬煮。

2. 當米粥煮至黏稠後，即可出鍋食用。

四、柚子

通常情況下，我們在食用柚子時，都會將果肉吃掉，把果皮丟掉。其實，果皮中的營養成分對人體也是非常有益的。其中含有的柚皮甙和蘆丁等黃酮類物質，能夠稀釋血液的濃度、延緩衰老、瘦身美體。但是柚子皮的味道很不好，生食讓人難以下嚥。柚子皮在經過加熱後，對人的營養作用會更加顯著。

（一）柚皮茶

1. 將柚子皮清洗乾淨，用刀把柚皮上的白色部分切成小片，隨後放入沸水中進行熬煮。

2. 10 分鐘後，將柚皮水倒入容器中，在飲用時取出一些，調入蜂蜜即可。

五、柑橘

過多食用柑橘，會出現上火的症狀，而柑橘皮卻能夠清火，柑橘絡中的營養成分也很多，比如維生素 C、果膠，能夠達到延緩衰老、緩解疲勞的作用，如果能將三者的營養物質全部攝取，就再好不過了。事實上，這一點是能夠達到的，那就是烤柑橘。柑橘在烤製的過程中，橘皮中的營養物質會滲透出來，流進果肉中，從而使人得到更多的營養物質，而且多吃也不

會上火。

（一）烤柑橘

1.　將柑橘清洗乾淨，隨後浸泡在溫水中。

2.　一分鐘後，撈出柑橘，擦淨，用鋁箔紙包裹嚴實，放入烤箱中。

3.　十分鐘後，取出柑橘即可食用。

湯到底該怎麼喝

　　在日常飲食中，很多人都非常喜歡喝湯，但是很多人都懶於做湯，一日三餐的烹飪就已經夠麻煩的了，還要額外做湯，真的是很累。但是，湯不僅可以滋補身體，還可以在人體內得到很好的消化和吸收，並且可以暖胃，可以說是一箭雙鵰的好東西。

　　但是喝湯的講究是很大的，不是有一張嘴就可能喝到營養的。不能正確的喝湯，不僅會導致營養物質的浪費，還會使身體發胖。那麼，怎樣喝湯最營養呢？

一、飯前喝湯

　　喝湯的學問非常大，在飯前喝和在飯後喝對人體產生的作用和影響也是不一樣的。有人說「飯前喝湯，減肥；飯後喝湯，增肥。」這句話是沒有錯的。在飯前喝湯，口腔和食道會因為湯水的沖刷而變得溼潤，在進食的時候，粗糙的食物就可以在不傷害食道的情況下「順勢而下」。不僅如此，由於飯前喝了湯，食物在進入胃部後，會更貼近胃壁，從而使人出現飽足感，

這樣吃的食物就會有所減少，從而達到減肥的目的。研究表明，在進餐前喝一些湯，能夠有效控制人的食慾，從而減少熱量的吸收。

飯後喝湯則是非常不利於人體健康的。通常情況下，人在進餐完畢後就已經飽了，如果在這種情況下再喝湯，無疑會導致身體吸收過多的營養物質，時間長了，身體自然就會肥胖。而且，剛剛吃飽，胃內需要大量的消化液來消化食物，飯後喝湯會沖淡消化液，不利於食物消化。

二、中午喝湯

一天之中有三餐，那麼，在哪一餐喝湯才是最健康的呢？專家表示，在中午的時候喝湯是最健康的，因為這時喝湯所吸收的熱量是最少的。所以，不想變胖還想品嘗鮮湯的人士應該選擇在中午喝湯，千萬不要在晚上喝湯，晚上的運動量是一天之中最小的，因此，吸收的營養物質存積在體內不會被消耗掉，從而使身體一點點肥胖起來。

三、做湯的食材最好為低脂肪食物

飯前喝湯能夠促進食物的消化和吸收，但如果湯中的脂肪含量高了，人體就會很容易發胖。所以，在做湯的時候，一定要挑選低脂肪、低熱量的食材。比如番茄、瘦肉、海帶、蘿蔔、絲瓜、兔子、蝦米等。如果非要用高熱量的食材烹飪湯品，那就在煲湯的時候用湯匙將湯表面的脂肪撈出來，這樣就可以避免吃進過量的脂肪了。

四、喝湯的速度越慢越好

營養學家表示，吃飯的時間越久，食物越能得到充分的證明，從而更利

於人體的吸收，使人很快產生飽脹感。那麼，喝湯的道理也是一樣的，喝湯的時間比較久，食物就會在喝的過程中被慢慢消化了，當場還沒有喝完的時候，人已經產生了脹飽的感覺。如果喝湯的速度非常快，那麼，當你感覺到很飽的時候，其實已經攝取了過量的食物。

一些食物的合理搭配法

再營養的食物，如果沒有合理搭配，也只是垃圾食品；營養再匱乏的食物，只要搭配合理，營養一樣是非常豐富的。食物的合理搭配非常重要，搭配不當，不僅營養會達不到理想的效果，還有可能損害到自己的身體健康。因此，在生活中，我們應該善於搭配食物。

在日常生活中，很多人對食物的營養成分並不是很清楚，在烹飪的時候，盲目的把所有的營養物質全部添加到同一個鍋中，以為這樣就可以獲得更多的營養物質。其實，這樣的飲食很有可能會造成營養物質的浪費，甚至危害人體健康。還有些人總是追求口味，從不考慮營養。這樣同樣可能會危害人體健康。比如茶葉蛋，在茶葉中含有一定的酸性物質，這些物質很容易與雞蛋中的鐵質相互結合，從而傷害到胃，影響到消化吸收。

如果你的飲食出現了營養搭配不得當的現象，那麼一定要早些戒除，其中就包括以下幾種食物搭配：

一、蘿蔔和水果

蘿蔔在進入人體後，經過消化吸收，在代謝後會生成硫氰酸，這種物質屬於抗甲狀腺物質。在食用蘿蔔的時候攝取水果，比如蘋果、梨、葡萄等，其中的營養物質 —— 類黃酮就會在腸道中被分解，很容易造成甲狀腺腫。

二、蝦和維生素 C

隨著環境汙染的日益嚴重，不管是河裡的蝦，還是海裡的蝦，體內都含有很高濃度的五價砷化合物，如果單獨食用大蝦，人體不會出現健康問題，但是當大蝦和水果同食進入人體後，這種物質就會與維生素 C 相互結合，生成具有毒性的三價砷，從而引發人體中毒。

現代營養科學認為，幾種食物搭配在一起食用，會達到營養互補的作用，從而達到身體保健的最佳效果。比如番茄炒蛋，這道菜的搭配上是非常好的。雞蛋中含有大量的蛋白質以及多種維生素，比如菸酸、B 群維生素等，但是卻沒有維生素 C，在番茄中含有豐富的維生素 C，如果將這兩種食物搭配在一起烹飪，就可以達到營養互相彌補的作用。互補也是現代營養科學在強調營養搭配時所追求的。

總體來說，在日常生活中，我們應該注意這幾點搭配原則：

一、主食與副食

主食一般都包括燕麥、玉米、白米等，這些食物含有大量的礦物質，礦物質是不自行在體內合成的，只能從雜糧類食物中攝取。所以不吃主食，只吃蔬菜、肉類會造成營養物質缺乏。

二、酸性與鹼性

肉類、蛋類、魚蝦、禽類等都屬於酸性食物，它們都含有豐富的磷、硫、氯等非金屬元素；水果、蔬菜、乳製品、豆製品等食物都屬於鹼性食物，其中包含大量的鈣、鉀、鎂等金屬元素。如果人體進食了大量的酸性食物，就很容易出現身體疲憊、記憶力下降、注意力分散、腰痠背痛等症狀，從而

增加患病的風險，因此，人們在進食酸性食物的同時，應該攝食適量的鹼性物質中和一下。

三、乾與稀

總是食用較乾的食物，就會加重腸胃的負擔，造成消化、吸收不充分，從而導致便祕；總是食用較稀的食物，就可能會導致人體缺乏維生素。

在日常飲食中，如果我們能夠按照以上三種飲食原則來搭配飲食，那麼，人體在每天都能獲得足夠的營養物質，從而保證了身體的健康。

生菜該怎麼吃

蔬菜的品種非常多，單單生菜就有很多種。雖然每種生菜都含有大量的維生素 C、維生素 E、鈣、胡蘿蔔素等營養物質，但是深綠色的半球形生菜是最有營養的。生菜的營養價值非常高，但是如果沒有採取適當的吃法，也會使其失去應有的營養價值。那麼，生菜怎樣吃才最有營養呢？

現在就給大家推薦幾種讓生菜既營養又好吃的吃法：

一、生吃生菜

生吃生菜是大部分家庭食用生菜時採用的方法，當然這種吃法也是非常健康的，可以蘸醬食用，也可以和其他蔬菜一起拌成沙拉，但是要注意一點，生吃前一定要將蔬菜徹底清洗乾淨，此外，生菜偏涼，對於腸胃不好的人來說，應該少吃一些。

生吃生菜是非常有營養的，生菜沒有經過高溫，因此保留了其中所有的

營養物質。其中含有維生素 E，可以加強血液循環、淨化血液、延緩衰老、調節月經；而其中含有的鐵，可以達到預防貧血的作用；其中含有的礦物質元素，能夠使人安靜下來，對睡眠非常有益。另外，生菜還能夠減輕粉刺、利尿、維護口腔健康等。因此，生吃生菜是非常好的。

二、蠔油生菜

蠔油和花生油是不一樣的，它本身不屬於油質，人們在對牡蠣進行加工時，會剩餘一些湯，對這些湯進行過濾、濃縮，最後就會得到蠔油。其中的營養物質非常豐富，因為牡蠣屬於海產品，所以耗油具有一定的鮮味，非常適合做調味料。蠔油生菜能夠降低血壓、降低血糖、降低血脂，還可以延緩衰老、利尿、加強血液循環、維護心臟以及肝臟的健康。

三、生菜炒豆腐

生菜炒豆腐是營養價值非常高的菜餚，屬於低脂、高蛋白、高維生素的菜品，對人體能夠達到清肝利膽，滋陰健腎，美白皮膚、瘦身減肥等作用。對於眼睛紅腫、咳嗽、肺熱咳嗽、腹脹等症狀也是有幫助的。

四、菌菇炒生菜

菌菇中的蛋白質非常豐富，而且非常利於人體吸收，能夠對人體達到除燥化痰、滋補脾臟等作用。而蘑菇炒生菜能夠緩解咳嗽、多痰、嘔吐、腹瀉等症狀。

第九章　食物的健康吃法

五、清炒生菜

清炒生菜，不在其中添加任何輔菜，清淡爽口，能夠對人體達到緩解失眠、利尿、降低膽固醇、加強血液循環等作用，對神經衰弱的治療也有一定的作用。

六、蒜蓉生菜

蒜蓉生菜，具備清炒生菜對人體的作用，因為其中還添加了大蒜，所以，這道菜餚還能夠滅菌、消炎、控制血糖、滋補大腦。生菜中的維生素非常豐富，能夠美顏潤膚、預防牙齦出血，並防治維生素 C 缺乏症等。大蒜對人體也非常有益，能夠健胃、殺菌、解毒等，對於感冒、咳嗽、腹瀉、痢疾、肺結核等病症都有輔助治療的作用。

以上幾種生菜的吃法都非常營養，但是比較來說，蠔油生菜和菌菇炒生菜是最好的。因為清炒生菜和生吃生菜中只有生菜，沒有其他蔬菜，因此，營養和功效都不及其他生菜吃法；而豆腐炒生菜的營養雖然非常豐富，但是介於豆腐中的大量嘌呤物質，這道菜並不適合大眾食用；蒜蓉生菜的營養價值也是非常高的，而且還具有養生功效，但是有些人不能經常食用，比如白內障患者，這是因為蒜蓉生菜中使用了大量的大蒜，長期食用大蒜會傷害肝臟，對眼睛非常不利。因此，最營養、最美味、最適合普通大眾使用的生菜吃法就是蠔油生菜和菌菇炒生菜。

蘿蔔的健康吃法

秋冬季節，各種大棚蔬菜都已經走進市場，五顏六色的，非常吸引人的

眼球。相比之下，蘿蔔就顯得毫不起眼了。但是對於會養生的人來說，是絕對不會忽略這種價格便宜、營養豐富的食物的。

蘿蔔在我們的飲食中已經有很長的一段歷史了，蘿蔔雖然外表並不起眼，沒有美麗的花朵，也沒有茂盛的菜葉，只有光禿禿的根莖，但是這毫無特色的根莖是非常飽滿的。只要我們能夠對其進行適當的加工（烹飪），蘿蔔就會變成美味又營養的菜餚。那麼，我們先來介紹一下蘿蔔中的營養物質吧。

蘿蔔中的營養成分對人體非常有益。其中的維生素 C 比蘋果還要多，在蔬菜之中也算是比較多的。而且其中還含有大量的鈣、鐵、錳等多種無機物，以及膳食纖維、葡萄糖、蔗糖、果糖等營養物質，我們可以將其做成美味的菜餚，還可以直接生吃。明代李時珍對蘿蔔的食用方法有過這樣的描述：「可生可熟，可菹可醬，可豉可醋，可糖可辣可飯，乃蔬中之最有利益者。」而現代的美食家、烹飪學者聶鳳喬覺得祖先總結的不是很全面，因此又給蘿蔔的食用方法做了以下補充：「可乾可漬，可糟可燻，可蔬可果可藥。」

蘿蔔只要熟透了，用雙手將其從地下拔出，清洗乾淨後就能直接食用了，不用經過烹飪，咬上一口，甜甜的、脆脆的，吃後非常爽口，特別是被雪掩蓋過的蘿蔔，更是爽口脆甜。清代植物學家吳其浚這樣描述吃過蘿蔔的感受：「瓊瑤一片，嚼如冰雪，齒鳴未已，眾熱俱平，當此時何異醍醐灌頂？」可見蘿蔔是多麼的美味！其滋味絕對能和水果相媲美。

蘿蔔中的維生素 C 含量非常高，而且不會因為溫度的變化而流失。在進入人體後，能夠滋潤皮膚，防止皮膚產生色斑，使皮膚光滑嫩白。不僅如此，蘿蔔還能夠促進身體消化，這是因為其中含有大量的膳食纖維，能夠促

第九章　食物的健康吃法

進腸胃的蠕動，而其中的辛辣物質還能夠加強消化液的分泌，從而使食物更好的消化，避免出現腹脹的狀況。特別是在晚餐後，吃一塊蘿蔔對消化大有益處。

此外，經常飲用白蘿蔔汁，能夠達到潤喉、化痰的作用，有效避免喉嚨乾痛的狀況。白蘿蔔汁的做法非常簡單，將白蘿蔔清洗乾淨，切成小塊，放入榨汁機中，再在其中倒入一定量的水，每天飲用兩三次。對於身體狀況不是很好的人來說，不要飲用太多的白蘿蔔汁，否則會產生不良後果。對於哮喘患者來說，在飲用蘿蔔汁前應該在其中加入一些梨汁或者甘蔗汁，對病情還會有一定的好處。

從以上內容來看，蘿蔔對人體的益處真的是非常大，但是只有採用正確的食用方法，才能讓蘿蔔發揮出其真正的作用。那麼，怎樣吃蘿蔔才能讓蘿蔔更營養呢？

一、帶皮生吃

蘿蔔的營養成分不完全存在於蘿蔔心中，皮上也是有的，所以，雖然蘿蔔皮會有些辛辣，但也應該食用一些，這樣攝取到的營養物質才會更全面。

二、分段生吃

通常情況下，蘿蔔中各個部位所分布的維生素 C 含量是不同的，其中從頂端到以下 5 公分的部位所聚集的維生素 C 含量是最多的。但是蘿蔔的上半部分是比較硬的，不容易咬，因此，在食用的時候，可以將其分段或者切成絲。

蘿蔔的中間部位含有大量的糖分，口感清脆，可以將其切成塊狀同其他

蔬菜拌成沙拉。

　　而對於澱粉酶和芥子油等含量比較豐富的尾部，可以醃成鹹菜食用，經常吃一些，能夠提高食慾，促進消化。

　　但還是強調一點，蘿蔔屬於寒涼食物，對於腸胃不是很好的人或者子宮脫垂患者來說，應該少吃或不吃蘿蔔。

芋頭的營養吃法

　　秋季是豐收的季節，在市面上，我們可以看到一個個的芋頭上市了。芋頭是很多人喜愛的食物，其甘甜的滋味，綿綿的口感，似有似無的淡淡清香，讓人在看見它黑乎乎的外表時就已經流口水了。

　　我們平時食用的是芋頭的根莖，其中含有大量的澱粉，還包含為數不多的蛋白質、纖維素、多種維生素和多種礦物質元素等營養物質。陶弘景的《名醫別錄》對芋頭的功效有這樣的描述：「寬腸胃、充肌膚，滑中。」而《食物本草》中也對芋頭大加讚美：「療煩熱，止渴，令人肥白，開胃，通腸閉。」可見，芋頭真是一款對人體非常有益的食物。秋天最適合吃一些芋頭，能夠達到滋養胃部，促進消化，去燥止渴等作用，還可以使人的皮膚嫩白細膩。

　　既然芋頭對人體有這麼多的益處，那麼，怎樣吃芋頭，才能最大限度的保留其中的營養物質呢？

　　秋季收穫的芋頭格外「滑、軟、酥、糯」，是天然美味。將芋頭黑乎乎、毛茸茸的外皮洗乾淨，紮幾個小孔，放入鍋中用清水煮熟，再剝去外皮，就露出清香甘糯的芋肉，入口綿軟，便於下嚥，易於消化，很適合老年人作為主食食用。在物資緊缺的年代，芋頭是拿來頂糧的。傳說，西漢著名才女卓

第九章　食物的健康吃法

文君的祖上是趙國人，秦破趙後，命令卓氏一族遷出趙地。文君的祖先很有遠見，說：「我聽得四川岷山下的原野上遍產芋艿，遷到那裡子孫可免飢餓之患。」於是，舉族遷至岷山邊的臨邛。後來，卓氏子孫就靠芋艿度過了一次又一次飢荒，得以延續香火。文君的父親卓王孫甚至成了著名大富商。芋頭碳水化合物含量高達 10％－ 25％，每 5 斤等同米麵 1 斤，這與番薯、馬鈴薯相似，但不同的是，芋頭的血糖指數比番薯和馬鈴薯都低。

一、將其作為主食

芋頭的肉質比較綿密，是比較適合做主食的。作為主食，可以對芋頭進行煮、煨、烤、蒸等。在平常百姓家中，我們經常會蒸或者煮芋頭，但是在很遙遠的時代，人們並不喜歡蒸煮芋頭，而比較喜歡煨芋頭。南宋詩人范成大對煨芋頭就有這樣的讚美：「莫嗔老婦無盤，笑指灰中芋栗香。」那麼煨芋頭應該怎麼做呢？做法很簡單，但是在現在的很多家庭中已經沒有了灶，在以前，幾乎每個家庭中都有一個灶，在灶裡放一些木棍或者乾草就可以做飯了，而煨芋頭就是將沒有削皮的芋頭埋進還沒有完全燒盡的灰中，用灰土的熱量將芋頭烤熟。當芋頭煨熟後，輕輕將芋頭的外皮撕開，香甜的味道一下子就會觸動你的嗅覺，口感非常細膩。

二、將其烹飪成菜餚

將芋頭做成菜餚有很多種烹飪方法，比如炒、燒、燴等。芋頭本身的味道是比較淡的，但是與它一同烹飪的菜餚的滋味會潤進其中，可以說遇到什麼滋味，芋頭就會變成什麼滋味。在這裡給大家推薦一款芋頭菜餚 —— 陳皮芋頭鴨，這道菜非常適合秋季食用，能夠強健脾胃、滋陰除燥。具體做法如

下所示：

（一）　準備適量的鴨腿、芋頭、大蔥、陳皮、蔥、薑、醬油、茴香、食鹽、黃酒、白糖，將鴨腿、芋頭、陳皮、蔥、薑清洗乾淨，鴨腿剔除骨頭，切成塊狀，芋頭去皮，切丁，大蔥、陳皮切成絲狀。

（二）　在鍋中倒入一定量的食用油，燒至七、八分熟的時候，放入蔥、薑，隨後再放入鴨腿，當鴨腿變色後，在其中倒入一定量的清水，加入醬油、茴香，用猛火將水燒開，再倒入少許黃酒，在其中添加適量的食鹽、白糖、陳皮絲，然後用文火熬煮。

（三）　當鴨腿煮熟了，將芋頭倒入其中，蓋上鍋蓋熬煮。

（四）　當鴨肉、芋頭熟爛後，用猛火將湯汁其熬至黏稠即可出鍋。

三、將芋頭做成甜品、羹、粥

　　芋頭的吃法真的很多，將其和粳米一同熬成粥或者做成甜點也是非常好的選擇，比如：芋頭糯米粥、芋頭糕、芋米餅等。只有你想不到的，絕對沒有做不成的。

　　透過以上內容的介紹，我們可以得知，芋頭的吃法多種多樣。其實，想要芋頭更加營養，除了要注意烹飪方法外，選購也是很重要的。後買的芋頭比較好，營養會多一些。在挑選的時候，不要買太大的，也不要買太小的，適中是最好的。此外，在購買的時候要留意，芋頭上黏有少許溼泥的最好，因為這樣的芋頭比較新鮮。

大蒜的營養吃法

很多人吃大蒜只是將其作為調味料，達到調味的作用，或者在吃水餃的時候吃幾顆大蒜，很少有人對其進行處理，做成美味又營養的食物。現在就給大家推薦幾種既美味又營養的大蒜吃法。

一、醬油醃蒜

醬油醃蒜，顧名思義，就是用醬油醃大蒜。雖然在食用的時候會感覺非常美味，但是由於在醃製的過程中放入了大量的醬油，在食用的時候很容易會造成鹽分攝取過多。在醃製好的大蒜中，有 1/10 的部分都是鹽分，所以在食用醬油醃蒜的時候一定要控制量。否則，時間久了，就會對身體造成不良影響。

而對於本身血壓比較高、腎臟功能不好的人來說，一天吃一瓣是最安全的。

二、醋蒜

醋蒜就是臘八蒜，通常只有在臘八的時候才能夠吃到臘八蒜，這種蒜的做法是非常的簡單，將剝好皮的蒜瓣放入醋瓶中，然後蓋好瓶蓋，擱放在通風陰冷的地方，一段時間以後即可食用。

在泡製的過程中，蒜瓣會由白色漸漸變成非常漂亮的碧綠色。而臘八蒜的味道也是非常有特點，是水餃和餡餅的最佳「拍檔」。經常食用臘八蒜，能夠達到增強體質、降低血壓等作用，但是如果一次性食用了過量的臘八蒜，會使人出現疲倦感。

　　儘管如此，這一小小的缺憾還是不能消滅人們對於臘八蒜的喜愛。特別是非常好奇它為什麼會出現顏色上的變化。其實這個問題並不難理解，經過研究發現，臘八蒜中含有綠色素，但是這種綠色素並不是一放進醋中就馬上產生的，而是由藍色素和黃色素結合而成的。事實上，在對大蒜進行其他方法的加工時，它也有可能會變成碧綠色。這種現象並不是臘八蒜獨有的。

　　如果將大蒜在醋中浸泡一年，大蒜的顏色就不是綠色了，而是茶色，還會散發出一種香味，口感也非常好。

三、酒泡蒜

　　將大蒜浸泡在酒中，能夠使其發揮出治病的效果。但是想要得到這樣的效果，吃酒中的大蒜是沒用的，要喝浸泡過大蒜的酒。

　　大蒜酒中含有含有大量的大蒜素。當人在喝大蒜酒的時候，大蒜素隨著酒精一同進入了胃中，並被胃部充分吸收。

　　通常情況下，對於消化功能不好的、飯後胃痛的、夜晚胃痛的人來說，每天飲用一定量的大蒜酒就能夠使不良症狀得到逐漸改善。但是不要急於求成，一下子飲用大量的大蒜酒。要循序漸進，每天增加一點點。

　　很多人不光用大蒜泡酒，而且也用雛菊、淫羊藿草和大蒜一起泡酒，這樣即可以消除大蒜的臭氣，也可以讓雛菊和淫羊藿草的有效成分配合大蒜素的活動，發揮出大蒜的最佳效果。這是中醫的傳統方法，使用多種類藥材混合泡酒，給整個人體帶來活力。這樣的混合泡酒還能達到安神的作用。

四、燜燒大蒜

　　我們知道，在傳統爐子的底端會有很多燒過的煤灰，這些煤灰通常都具

有很高的溫度，將大蒜埋入其中，一段時間後取出，就可以得到美味的燜燒大蒜了。

　　這樣的吃法雖然沒有生吃大蒜所獲得的營養豐富，但是大蒜中的異味已經被去除了，口感非常好。對於身體並不強壯和腸胃不好的人來說，燜燒大蒜是一種非常好的食品。

五、雛菊配大蒜

　　大蒜在單獨食用的時候能夠獲得肺腑的營養物質，但是與雛菊搭配在一起食用會更好。雛菊中含有大量的維生素 B12，屬於中草藥。B12 對於人體來說非常重要，參與血液和蛋白質的製造「工作」。而將兩者搭配在一起，不僅能夠有效清除大蒜的異味，還能夠將大蒜中的營養成分最大限度的得到保留。

優酪乳真正健康的喝法

　　優酪乳被人們視為健康飲品，而我們在商店中也能夠看到品種繁多的優酪乳擺放在貨架上，經常食用優酪乳不僅能夠補充身體中的鈣元素，還能夠促進腸胃的蠕動。但是很多人都知道喝優酪乳對身體有益，卻並不知道怎樣健康喝優酪乳。

　　然而不能正確的喝優酪乳，不僅會失去其對身體的營養作用，還會對人體造成一定的傷害。通常，人們在飲用優酪乳的時候都會出現一些錯誤，而這些錯誤都源自不正確的觀念。現在我們就為大家矯正喝優酪乳的錯誤觀念，讓大家喝得更營養。

一、優酪乳比牛奶更利於吸收

從營養方面來考慮，優酪乳與牛奶旗鼓相當。但是優酪乳在進入人體後，比較好吸收，因此，人體吸收到的營養物質就會更多。

另外，牛奶中含有乳糖，對於人體來說，是很難吸收的，這樣就容易使人出現腹脹、腹瀉等不適感。因此，對於喝牛奶後會產生不適感的人來說，喝優酪乳要比喝牛奶好。

二、優酪乳和優酪乳飲料是不一樣的

很多人以為優酪乳和優酪乳飲料是同一類乳製品，但事實並不是這樣的。優酪乳飲料屬於飲料，其中的營養成分和優酪乳並不一樣，而且營養價值也沒有優酪乳高，特別是蛋白質，優酪乳中的蛋白質含量差不多是優酪乳飲料的 3 倍。

三、優酪乳不能和藥物共服

吃藥的時候是不能喝優酪乳的，因為這樣會使藥物發揮不出其應有的藥效。此外，如果在服用抗生素、止瀉藥等藥物的時候喝優酪乳，優酪乳中的活性益生菌還會受到一定的影響，甚至使其完全失去對人體的營養作用。

四、不可以空腹喝優酪乳

在空腹的時候不能喝牛奶，同樣的道理，空腹的時候，也不能喝優酪乳。雖然空腹喝優酪乳並不會給人體帶來傷害，但是優酪乳對人體的營養作用就會大打折扣。如果將喝優酪乳的時間移到餐後，優酪乳中對人體有益的成分就能夠得到充分的發揮自身的價值，促進腸胃蠕動，加強消化能力，阻

礙有害菌的生成，呵護腸胃的健康。

五、將優酪乳放進冷凍室

　　沒有一次性喝光的優酪乳應該在最短的時間內喝完。如果優酪乳實在喝不下去了，可以將其放置在冷凍室中，因為，在常溫環境中，優酪乳中的有益菌很容易失去活性，從而導致優酪乳中的營養物質大大減少。

六、一天飲用優酪乳不可超過 500g

　　有不少人都非常喜歡喝優酪乳，但是有些人就不懂得節制，喝起來沒有止境。別以為優酪乳只是飲品，其中就沒有熱量了。其實，優酪乳中是有熱量的，沒有節制的喝肯定會導致發胖。

　　此外，過量喝優酪乳，還會使胃酸過多，對胃黏膜和消化酶造成一定的影響，從而使食慾下降。特別是對於胃酸本身就很多的人來說，更應該控制飲用優酪乳的量。通常來說，只要每人每天所食用的優酪乳量沒有超過500g，就對身體不會有傷害。

七、優酪乳可以在溫熱後飲用

　　有人認為優酪乳是不能溫熱的，否則其中的乳酸菌就會失去活性，但事實並非如此。優酪乳在進行加溫的時候，乳酸菌會更加活躍，能夠更好的發揮出對人體的養生作用。但是穩定性能不太高，最好不要直接放入沸水中煮。優酪乳的溫處理最適宜的溫度是 45℃。所以將優酪乳放入溫水中就可以了，當用手觸摸包裝盒或袋的時候，感覺溫熱就可以了。

八、優酪乳不能搭配高油脂的加工肉品

在用早餐的時候，可以準備一杯優酪乳，一片麵包，一小盤點心，這樣的搭配會使營養更加豐富。但是如果在其中還添加了火腿、臘肉等加工肉食，就會對身體造成傷害。

在這些經過加工的肉食中含有亞硝酸，而優酪乳中含有胺，兩種物質發生反應就會生成亞硝胺，這種物質具有一定的致癌作用，經常這樣搭配食用，人體罹患癌症的機率就會大大增加。與優酪乳最適合搭配的食物就是饅頭、包子、麵包等含澱粉多的食物。

九、優酪乳可以減肥

有很多人都認為優酪乳是能夠減肥的食物，確實也是如此。其中含有豐富的乳酸菌，能夠增加體內的有益菌，減少有害菌，加強腸胃的蠕動，促進排泄。而經常排便不暢與身體肥胖是有一定的關係的。

此外，在喝完優酪乳後，會感覺胃中非常飽滿。因此，感覺到飢餓的時候，可以喝一杯優酪乳，這樣在吃飯的時候攝取的熱量就愛會少很多。但是，需要注意一點，在購買優酪乳的時候要選擇低脂的，低脂優酪乳的口感會略差一些，但是所含的熱量非常少，適量飲用不會導致熱量過多。

十、優酪乳對人群具有選擇性

並不是每個人都能夠喝優酪乳的，對於腸道有損傷或者經常腹瀉的人來說，最好不要喝優酪乳。而嬰幼兒也應該遠離優酪乳。

另外，有一些特殊人群是不能喝含糖優酪乳的，比如糖尿病患者、膽囊炎患者、胰臟炎患者。大便不暢者，經常面對電腦工作的人和心血管經患者

是比較適合飲用優酪乳的。

榴槤的營養吃法

　　在超市中擺放著各種各樣的水果，但是唯獨榴槤是最引人注目的，這是因為榴槤所散發出來的氣味已經將其他水果的果香味掩蓋住了，換來的是一陣陣臭臭的味道。這也是很多人不喜歡吃榴槤的原因。但是榴槤真的是一款非常好的水果，只要你細細品味，就能夠品出濃厚的香醇，而且還能夠補充大量的營養物質。

　　榴槤對人體非常有益，但前提是用恰當的方法食用。食用方法不當，不僅不能使榴槤發揮出其應有的營養價值，還會對人體健康造成一定的影響。而用恰當的方法食用榴槤既能使人攝取到其中的營養物質，還能對人體達到滋補作用。榴槤屬於溫熱食物，經常食用，能夠溫補身體、健脾補腎、活血驅寒，還能減輕女性朋友在來月經時產生的腹痛感。所以說，恰當吃榴槤對於女性朋友和體質偏寒的人非常重要。

　　那麼，怎麼烹飪榴槤，才能讓其發揮出應有的營養作用呢？在民間流傳著這樣一句話：「一顆榴槤三隻雞」，意思就是說吃一顆榴槤所獲得的營養相當於三隻雞所含的營養。可見榴槤對人體的滋補作用是多麼大。在烹飪的時候，將榴槤做成湯營養價值是最高的。

　　下面給大家推薦兩款滋補營養湯：

一、榴槤燉雞

　　準備一隻雞，以及適量的榴槤、薑片、核桃仁、紅棗、食鹽、味精。

具體做法：

（一）　將所有食材清洗乾淨，雞處理乾淨，並放入煮開的水中，去血水，隨後撈出切塊；榴槤去嫩皮，留外皮。將外皮切塊；核桃仁泡在清水中；紅棗去核。

（二）　在容器中倒入一定量的清水，將所有食材一同放入其中，湯水表面開始沸騰後，調小火煲煮。

（三）　3 小時後，在其中添加少許食鹽、味精即可出鍋。

二、榴槤芯煲鯽魚湯

準備適量的鯽魚、榴槤芯、薑、食鹽。

具體做法：

（一）　將所有食材清洗乾淨，鯽魚處理乾淨。

（二）　在鍋中倒入適量的食用油，將魚放入其中，當魚身兩遍稍微泛黃後撈出。

（三）　在容器中倒入一定量的清水，將魚放入其中，再放入榴槤芯、薑，用旺火燒沸湯水，隨後調小火煲煮。

（四）　2 小時後，在其中添加一些食鹽和食用油即可出鍋

　　以上兩種湯都具有很好的滋補作用，不同體質的人都可以食用。但是對於體質偏熱、陰虛的人和感冒患者來說則應該少食。對於普通人來說，也不能沒有限制的食用，否則會導致上火，甚至出現溼毒。此外，榴槤在食用上是有一些禁忌的，不是和所有的食物搭配在一起都是安全的。

　　首先，不要邊吃榴槤邊喝酒，這兩種食物吃多了都會出現燥熱難受的感

覺，若是同時吃這兩種食物，身體健康的人就會上火，而糖尿病人就會出現血管不暢的狀況，甚至還會爆血管、中風。所以千萬不要將這兩種食物同食，否則後果不堪設想。

再次，在吃榴槤的時候還不能吃山竹，將這兩種食物同時吃，會導致體內燥熱，還會使排泄不暢。這是因為榴槤中含有大量的纖維質，山竹中同樣含有豐富的纖維質，當大量的纖維素進入腸道後，會吸走很多水分使食物膨大，由於腸道中的水分被大量吸走，而排泄物又過於粗大，很容易造成排泄不暢的狀況。所以，將這兩種水果同時吃，不僅不會達到通便的作用，還會導致便祕。

最後，需要提醒大家一點，享受完榴槤，應該補充大量的水分，因為榴槤雖好，但容易導致上火，水分能夠改善燥熱的狀況。

黃瓜的健康新吃法

在炎熱的夏季，我們總能在市面上看見綠油油的黃瓜，水嫩水嫩的，如果咬上一口，黃瓜獨有的淡淡清香就會充溢口中，而脆嫩的口感讓人一下子清爽了起來。但是你除了會生吃黃瓜、炒黃瓜，還知道黃瓜其他的食用方法嗎？

現在，就讓我們來學習一下黃瓜的烹飪方法吧，雖然方法非常簡單，但是對人體達到的作用可不小。

一、鮮榨黃瓜汁

人們吃辣吃多了，很容易出現口腔潰瘍，吃藥太痛苦，不防吃些黃瓜

吧。如果你說你已經吃膩了生黃瓜，那麼，不要緊，你可以嘗試一下黃瓜汁。雖然同樣是黃瓜，但是口味絕對與生吃黃瓜是不太一樣的。

黃瓜汁最適合在清晨飲用，清晨起床，腸胃中還沒有食物，喝一杯黃瓜汁，便能使全身都清爽起來。最主要的是黃瓜中含有大量的維生素，對發炎處有治療作用。所以如果口腔出現了潰瘍，可以喝一杯黃瓜汁。

這樣製作：

將新鮮的黃瓜清洗乾淨，並切成小塊，隨後放入榨汁機中，再添加適量的清水，最後直接榨汁即可。

黃瓜汁在飲用的時候需要注意一點，因為榨汁時加入了清水，所以在飲用的時候也許會有些苦味，所以，如果想要口感更好，可以在其中調入少許蜂蜜。

作用：

黃瓜汁除了能夠緩解炎症外，還能跋扈頭髮和指甲。美國營養專家經過研究表示，每天都堅持喝黃瓜汁的人，頭髮就不易掉落，指甲也會得到很好的呵護，而且還能夠提高記憶力。此外，黃瓜能夠利尿，對心血管都有一定的好處。而實驗證明，喝黃瓜汁所得到的食療效果要好於生吃黃瓜。

二、黃瓜餡水餃

夏季到來，天氣時常悶熱，這讓很多人的食慾都下降了，特別是老年人，本身飯量就比較小，悶熱的天氣讓身體很難受，更沒有胃口了。營養學家認為，對於食慾不振的人來說，多吃一些水餃、餡餅是非常好的，因為麵食利於人體消化，而且水餃等帶餡的食物所含的營養物質也是比較全面的。

若是能將黃瓜做成水餃餡，包成水餃，不僅能夠解除人們心中的煩熱，還能夠呵護人的心腦血管。

這樣製作：

將新鮮的黃瓜清洗乾淨，用工具將黃瓜切成絲，然後用雙手擠壓黃瓜絲，擠出的黃瓜汁存放在小盆中；在鍋中倒入適量的食用油，將雞蛋打入其中，略炒一下，放入少許食鹽，雞蛋炒熟後靜置在一旁；將黃瓜絲放入鍋中，再在其中添加一些蔥、薑等調味料，並攪拌均勻；取適量麵粉，用黃瓜汁和麵，接下來的步驟同普通水餃的製作方法是一樣的。

作用：

在夏季悶熱的時候，吃一頓黃瓜餡水餃能夠解暑、降溫、穩定血壓，對於患有心腦血管疾病的人來說是非常有益的。

三、黃瓜皮茶

在生吃黃瓜的時候，吃掉黃瓜瓤，留下外皮，在心中燥熱的時候做一杯黃瓜皮茶是非常不錯的。

這樣製作：

將新鮮的黃瓜清洗乾淨，用刀削掉外皮；將黃瓜皮置於強烈的陽光下，當黃瓜皮徹底變乾後，將其碾碎；取適量黃瓜皮放於鍋中，在其中倒入一定量的清水進行熬煮；當水沸騰後，調成小火再煮一會；當汁水濃縮後即可飲用。

作用：

黃瓜皮茶是非常天然的茶飲，其中沒有添加任何添加劑。在夏季，每天

喝一些，就能夠達到預防中暑的目的。

四、簑衣黃瓜

簑衣黃瓜的滋味也是非常好的，非常適合在用正餐的時候食用。早餐，它能夠充當醃菜；午餐、晚餐，它能夠成為一道清脆爽口的涼菜。

這樣製作：

將黃瓜清洗乾淨，切好靜置在一旁；朝天椒清洗乾淨，切成絲，在清水中浸泡一會；在鍋中倒入適量的食用油，將白芝麻放入其中，當白芝麻變色後盛進盤中備用；將火調小，將花椒、朝天椒放入其中，剛剛變色後，撈出花椒和朝天椒，留下鍋中的油；將切好的黃瓜整齊的擺放在盤中，在其中添加一些食醋、糖、食鹽，最後在上面澆上鍋中的油即可，在食用的時候可以撒些白芝麻。

但是如何切好黃瓜呢？在做菜之前，應該先挑選一根比較長的黃瓜，切的時候，從頭開始，以相同的方向斜著切黃瓜，黃瓜片要切薄，不能將片與片之間的連接切斷。想要做到這一點，可以在黃瓜下面放置一雙筷子，這樣怎麼切都不會將黃瓜切斷。

作用：

爽口、香辣的簑衣黃瓜能夠提高食慾，但是不能食用太多，辛辣之物會刺激腸胃，使人產生不適感。

五、拍黃瓜

夏季是黃瓜收穫的季節，也是令人煩熱的季節，但是多吃一些黃瓜可以解除這種煩熱的感覺，而且黃瓜種的營養物質也很豐富，其中包括維生素

C、鈣、磷、胡蘿蔔素等營養成分。

這樣製作：

將黃瓜清洗乾淨，用刀將其拍裂，隨後切成塊，盛放在盤中；在其中倒入少許食醋、雞精、香油、食鹽，再拍一些蒜末放在上面調味即可。

注意：

拍黃瓜是生菜，而黃瓜屬於寒性食物，多食很容易損傷腸胃，因此，對於胃偏寒的人來說，應該少食。

蜂蜜的營養吃法

《神農本草經》中對蜂蜜有這樣的描述：「安五臟，益氣補中，止痛解毒，除百病，和百藥，久服輕身延年。」由此可見，蜂蜜不僅是一款非常甘甜的食物，還是能夠治療百病的神奇食物。其中含有豐富的營養成分，有葡萄糖、蛋白質、無機鹽、果糖、有機酸、多種維生素，以及鈣、鎂、鉀、磷等，對人體的滋補作用也是非常好的。

但是人們要怎樣食用蜂蜜才能得到更多的營養呢？首先要選定好食用蜂蜜的時間。喝蜂蜜的時間不同，對人體所產生的作用也會不同。在飯前 1 小時左右和飯後 2 小時左右喝蜂蜜是最好的。而對於患有腸胃道疾病的人來說，應該在醫生的指導下服用蜂蜜。通常來說，胃酸分泌過多、腸胃潰瘍等患者，最好不要在飯後飲用蜂蜜，在飯前一個半小時左右服飲是最適合的；而對於胃酸分泌不足的人來說，應該在吃飯的前一秒飲用涼蜂蜜水；對於神經衰弱的人來說，在臨睡前喝一些蜂蜜是最好的，能夠提高睡眠品質。

有一句話是這樣說的：「朝朝鹽水，晚晚蜜湯」，意思就是說在早上應該

喝淡鹽水，在晚上應該喝蜂蜜水。但是為什麼要這樣喝呢？因為清晨起來，血液的濃度比較大，一杯淡鹽水就能夠沖淡血液，預防心血管疾病，而食鹽還能夠對人體達到消炎的作用；而晚上一杯蜂蜜水，能夠達到潤腸通便、美容養顏的作用。

事實上，蜂蜜的吃法不是只有溫水沖服這一種，它還能夠和其他食物搭配在一起製成美味的蔬果飲和其他美食。現在讓我們來看一看蜂蜜的其他營養吃法吧。

一、蜂蜜蘿蔔

將白蘿蔔清洗乾淨，切丁，放入開水中煮一下，隨後撈出控水，置於陽光下；半天後，將蘿蔔放入鍋中，在其中倒入適量的蜂蜜，用文火進行熬煮，當蜂蜜煮開後，用筷子將蘿蔔和蜂蜜攪拌均勻即可出鍋，當食物冷卻後，就可以食用了。

二、蜂蜜鮮藕汁

將蓮藕清洗乾淨，並切成片，放入榨汁機中，留取蓮藕汁；在蓮藕汁中調入適量的蜂蜜即可食用。

三、鮮百合蜂蜜

將百合清洗乾淨，放入碗中，在其中倒入適量的蜂蜜，放入蒸鍋中進行蒸製；一段時間後，取出碗即可食用。

四、芹菜蜜汁

將芹菜清洗乾淨，切成小段，放入榨汁機中，留取汁水；將芹菜汁放入鍋中，再如入適量的蜂蜜，煮一會而即可出鍋食用。

五、蜂蜜首烏丹參汁

將何首烏、丹參清洗乾淨，放入鍋中，在其中添加一定量的清水，濾去殘渣，將汁水倒入碗中；食用時，在其中調入蜂蜜即可。

六、蜜糖

取適量蜂蜜，倒入碗中，隨後放入蒸鍋中進行蒸製；幾分鐘後，取出蜂蜜即可食用。。

七、蜜奶飲

將黑芝麻清洗乾淨，並碾碎，放入碗中，隨後將適量的蜂蜜和牛奶一同放入其中，攪拌均勻後即可食用。

八、蜂蜜核桃肉

核桃去殼，壓碎，放進碗中，調入適量的蜂蜜，攪拌均勻後，沖入溫水服用即可。

九、蜜酥粥

將粳米清洗乾淨，放入鍋中，再在其中倒入一定量的清水進行熬煮；隨後在其中添加適量的蜂蜜和酥油；當米爛熟後，就可以食用了。

十、油煎雞蛋蘸蜂蜜

將雞蛋打在鍋中，在雞蛋未熟前，調入一定量的蜂蜜；當雞蛋煎熟後，即可食用。

月餅的合理搭配法

中秋月圓，每家每戶都會食用月餅，這是傳統民俗。而月餅也被賦予了一種美好的象徵 —— 團圓。圓月當頭，全家圍坐，品嘗月餅，溫馨的氣息蔓延在空氣中，真是一件美事。但是，你是否有想到，月餅其實並沒有我們想像的那麼完美。

月餅在製作的過程中，需要在其中添加月餅餡，作為餡的食材主要是芋頭、五仁（註解：花生仁、芝麻仁、核桃仁、杏仁、瓜子仁）、蛋黃、綠豆、棗泥、蓮蓉等，這些食物都是健康食品，但是在製成餡後，就不健康了，因為為了提高月餅的甜度，會在餡中添加大量的糖分、油，對於患有糖尿病、高血壓等疾病的人來說，是非常不利的。不僅會使血糖、血脂升高，還會傷害到消化器官。

但是，作為中秋節的必食之物，我們應該怎樣食用月餅，才能保證自己的健康呢？這就需要我們學會搭配飲食了，月餅的健康食物搭配主要有以下幾種：

一、月餅搭配紅酒

在紅酒中含有多種胺基酸、礦物質和維生素，如果在吃月餅的時候，來一杯紅酒，就能夠消除月餅帶給人的油膩感，特別是餡中加有火腿、滷肉等

食物的月餅，與紅酒一起食用是非常好的。如果是略有辣味的月餅，搭配紅酒食用也是非常適宜的。

二、月餅搭配清茶

如果食用了肥膩的食物，喝一杯茶水就能夠解除油膩的感覺，同樣，在吃月餅的時候，如果感覺非常油膩，也可以喝一杯淡茶水，不僅可以解除油膩感、促進消化，還可以防止口乾。若是月餅的甜度非常大，那麼，可以喝一杯綠茶或者薄荷茶；若是月餅非常油膩，那麼，可以喝一杯烏龍茶。

三、月餅搭配水果

除了鹹味月餅外，一般月餅給人的感覺都十分甜膩，如果在吃月餅的時候吃一些水果，就可以消除油膩的口感了，而且在水果的作用下，月餅在胃中能夠得到很好的消化。可以選擇的水果包括柚子、奇異果、山楂等，不能選擇像蘋果這樣含糖量比較高的水果。這是因為月餅中本身就含有大量的糖分，如果食用的水果同樣含有較高的糖分，就會攝糖過多，從而影響到身體健康。

四、餅搭配果醋飲料

果醋中含有醋酸，對人體能夠達到促進消化、軟化血管、強健脾胃等作用，對於患有高血壓和血管疾病的患者非常有益。月餅過於甜膩，在體內也不易被消化，如果在吃月餅的時候來一杯果醋，月餅就能夠得到很好的消化，從而保持人體健康。

五、月餅搭配花草茶

很多女性朋友都是花草茶的忠實享用者，因為花草茶不但沒有普通茶葉的苦澀，還會飄出淡淡的清香。其實，在吃月餅的時候，喝一杯花草茶是非常好的，不僅能夠消除油膩感，還能夠增加食慾。

六、月餅搭配雜錦粥

中秋佳節，人們難免會多吃一些月餅，於是就出現了胃部不適。在這個時候，不妨喝一碗雜錦粥，雜糧含有的營養物質非常豐富，其中含有蛋白質、碳水化合物、維生素、鈣、鐵等，最重要的是含有能夠加強腸道蠕動的纖維素。過多高熱量的月餅使腸胃消化不順暢，纖維素在進入人體後，就會帶有這些難以消化的食物排出體外，從而維持人體健康。因此，這樣的搭配是非常不錯的選擇。

五穀雜糧最佳健康吃法

經常進行高脂肪、高熱量的雞鴨魚肉飲食，讓人們苦不堪言，各種慢性疾病找上身來。而在這個時候，人們最需要的就是五穀雜糧。然而，如何健康食用五穀雜糧也是一門學問。

穀類食物是人的基礎食物，不可缺少。人類如果將穀類食物從日常飲食中劃去，那麼，久而久之，身體就很有可能會出現慢性疾病。因為五穀雜糧中含有多種營養物質，能夠維持人體的健康。但是五穀的種類不止一種，怎樣用才能將他們的營養效用最大限度的發揮出來呢？

第九章　食物的健康吃法

一、糙米稀飯

　　有時在外就餐，我們會覺得店家米粥的口味與眾不同，比自家熬煮的米粥要濃香很多。其實，這樣的米粥並沒有經過特殊製作，而是使用了糙米。糙米並不是新品種，它也屬於白米，只是粗糙了一些。但是用它進行熬粥，口感要好於白米粥。糙米的營養價值並不比普通白米低，其中含有大量的維生素和纖維素，長期食用，能夠減少人體中的膽固醇。此外，糙米中還含有大量的鋅，能夠嫩滑皮膚。

　　糙米之所以為糙米，是因為它們之中的大部分都沒有去除稻皮，色澤也沒有白米透亮，呈現出來的是淺褐色，但是會釋放出淡淡的香氣。

　　做糙米粥的方法非常簡單，基本步驟與白米粥相同，但是在做之前，需要將其在清水中泡半小時。糙米粥在進入人體後，會加強胃液的分泌，促進腸胃對食物的消化和吸收功能。但是對於患有糖尿病的人來說，還是不要碰糙米粥了，否則，很容易會導致血糖驟然升高。

二、薏仁煲湯

　　薏米的個頭要比白米大、飽滿，很像果仁，所以有不少人將它叫做薏米仁。薏米生長在潮溼、陰暗的環境之中，因此，農民都將其種植在環境汙染較少的山中或小河兩旁。也正因為如此，人們覺得薏米相對其他食物來說更健康。

　　薏米的顆粒非常飽滿，口味清淡，贏得了不少人的喜愛。但是真正了解薏米功效的人卻寥寥無幾。從中醫的角度來看，食用薏米，可以利水消腫、清熱去溼、強健脾胃等。而且經常食用薏米對皮膚還非常有好處，薏米中含有豐富的維生素 B1，能夠淡化色斑，美白皮膚，減少皺紋，對於女性朋友來

說，是一款天然的美膚產品。

薏米屬於寒性食物，將其熬製成粥並不是很好的吃法，因為其中的寒性不能徹底清除。而如果將其與溫熱食物一同熬製成湯，就再好不過了。取適量雞腿和番茄放入容器中，再添加一些薏米仁，這樣不僅能夠對人體達到溫補的作用，還非常利於消化。在日常生活中，如果不將薏米煲湯食用，一定不要多食薏米，因為薏米在人體內很難被消化掉。特別是腸胃功能不好的人和老年人、兒童，食用薏米仁要掌握好分量。

三、燕麥八寶飯

燕麥曾經被人們認為是沒有食用價值的食物，而今也成為了健康食品。人們通常將它和牛奶搭配在一起食用。其實，燕麥的吃法不止這一種，將其蒸成八寶飯也是不錯的選擇。燕麥中含有很多種類的酶，能夠美顏皮膚，使人青春永在。此外，這些酶還能夠保持人體細胞的活力，維護心腦血管的健康。

而且，燕麥中還含有大量的纖維質，能夠減少人體中的膽固醇，使膽酸更易排出體外。另外，燕麥在進入人體後，其中的纖維會吸收水分膨脹，從而增加人體的飽足感，使人的飯量減小，這一點對於肥胖人士是非常有利的。每天吃一些燕麥，脂肪就會少一點。

那麼，燕麥八寶飯是怎麼做的呢？首先需要準備好燕麥、黑糯米、長糯米、糙米、白米、大豆、黃豆、蓮子、薏米、紅豆等，將食材清洗乾淨後，放入鍋中進行熬煮，1小時左右就可以食用了。

第九章　食物的健康吃法

綠豆的健康吃法

　　每當夏季到來，市面上就會出現大量的「綠豆湯」。喝一杯綠豆湯，就能夠馬上消除我們心中的煩熱，使我們倍感清爽。綠豆雖小，功效卻很多。但是，再好的食材，如果不能夠正確的進行烹調，也不能使其對人體有益。

　　綠豆的功效有很多，每種不同的功效都需要採用不同的做法才能夠實現。現在，先讓我們來看一看綠豆的功效。

一、清熱

　　綠豆可以清熱，這是很多人都知道的。在天氣十分炎熱的夏季，幾乎家家戶戶都會製作綠豆湯，給家人解暑。但是綠豆所清的熱，不是只有暑熱，綠豆湯也不是只能在夏季飲用，只要是心中出現了煩躁感，那麼，就可以用綠豆湯來潤燥。也就是說，在平時出現了上火的症狀，比如眼睛乾痛、牙齦腫痛、鼻腔流血等，都可以飲用一杯綠豆湯，消除「火氣」。

二、養脾胃

　　食用綠豆能夠強健脾胃，維持人體健康。在我們的身體中有五臟，脾和胃相表裡，但是它們的喜好卻有所不同，胃喜歡潮溼討厭乾燥，而脾喜歡乾燥討厭潮溼。人們在日常飲食中應該多在意脾胃的喜好，不要食用太過油膩或者辛辣的食物，因為這兩種食物都會讓脾胃十分難受。綠豆屬於寒涼之物，在進入胃部後，能夠對其進行滋潤，達到滋養脾胃的作用。

　　但是綠豆再好，也不能過多食用。綠豆的屬性寒涼，對於體質偏寒和胃寒的人來說，經常食用綠豆，就會導致胃更加寒涼，從而出現腹痛等不良症

狀。為了避免綠豆食用過多而傷害到脾胃，在烹調綠豆粥的時候，可以在其中多放一些粳米，粳米能夠補中益氣，緩和綠豆的寒涼性質。

三、解毒

綠豆的第三個功效是解毒，《本草綱目》有記載：「綠豆，消腫治痘之功雖同亦豆，而壓熱解毒之力過之」，「綠豆肉平、皮寒，解金石、砒霜、草木一切諸毒，宜連皮生研，水服。」也就是說，綠豆對多種多樣的中毒現象都能夠達到一定的緩解作用。對身體中產生的熱毒有顯著的療效。

有不少人身體中有內火，這個時候就容易使臉上長痘痘，如果經常喝一些綠豆湯或者綠豆粥，那麼，體內的火氣就會消失，而熱毒也會隨之而去。

那麼，怎樣食用綠豆，才能夠使其發揮出顯著的功效呢？請看下面的烹調方法：

一、三豆飲

準備適量的黑豆、綠豆、紅豆、甘草、白糖。

具體做法：

（一）　將三種豆清洗乾淨，放入鍋中，隨後在其中倒入適量的清水，用大火煮沸。

（二）　調小火，取適量甘草放入其中同三種豆慢慢煮。

（三）　湯汁黏稠後，在其中加入少許白糖即可食用。

這道湯飲並不是到現代才開始飲用的，早在幾千年前，扁鵲就已經用這道湯飲來行醫了。那麼，三豆飲能夠治療哪些疾病呢？最主要的就是天花。

第九章　食物的健康吃法

天花雖然有很強的傳染性，但是，每天空腹食用三豆飲，一個星期後，疾病就會得到很好的緩解。

在三豆飲中有三種豆，綠豆、黑豆和紅豆，綠豆的作用我們已經講過，黑豆能夠活血，也具有一定的解毒功效，而紅豆的主要作用是利水消腫、排毒。此外，在這道湯飲中，還加入了甘草，甘草也能夠達到解毒的功效，四者都具有解毒的功效，因此，對於體內有毒人士來說，三豆飲是非常不錯的選擇。但並不是身體中毒了才能喝這道湯飲，臉上長痘痘的人，也可以經常飲用。

二、綠豆粥

準備適量的綠豆、粳米。

具體做法：

（一）　將食材清洗乾淨，綠豆提前浸泡在水中，浸泡時間以 6 小時為宜。

（二）　將泡好的綠豆同粳米一同放入鍋中，再在其中加入一定量的清水進行熬煮。

（三）　煮至黏稠後，即可出鍋食用。

很多人在夏季的時候，都喜歡煮綠豆粥，喝過綠豆粥後，心中感覺很清爽。綠豆粥不僅是一款很好喝的粥，還是一款對人體有功效的藥膳。對於體內有火，心中煩熱、臉上長痘的人來說，應該經常食用綠豆粥，能夠達到很好的食療作用。

平時，我們可以在綠豆中再添加一些其他食材，比如山藥、薏米、蓮子等，這些食材對脾腎都非常有益。

零食的健康吃法

　　不是所有的零食都對人體有害，也有一些零食屬於健康食品，比如阿膠棗、山楂片等，事實上，這些零食都是中藥零食，沒有一般零食的毒害性，而且也沒有什麼副作用，是一款非常適合食用的「養生零食」。

　　很多兒童和女性都對零食情有獨鍾，但是由於近些年頻繁將零食的危害曝光，他們對零食只能望而卻步。而中藥零食能夠對人體達到一定的保健作用，所以，可以吃一些。但是，食物是具有兩面性的，有利就有弊。所以，在食用不同種類的中藥零食的時候應該注意一些問題。

一、涼茶

　　在天氣非常炎熱的時候，幾乎每個人都想來一杯清爽的涼茶。涼茶中含有夏枯草、桑葉、菊花、金銀花等物質，能夠對人體達到清熱、解毒、去火、消暑等作用，對於寒性體質的人來說，是非常寒涼的，容易導致腹瀉。體內火氣很旺盛的人適合飲用涼茶，比如經常出現便祕、牙齦紅腫等症狀的人。

　　此外，有不少人在出現上火的症狀時，喜歡用涼茶代替藥物，這是非常不明智的。雖然中藥對身體傷害比西藥要小，但是療效很慢，用涼茶治上火，只會讓人多忍受上火帶來的痛苦。如果有人稱自己的涼茶一定能馬上治好上火，那麼，你一定要小心涼茶中是否添加了西藥。

　　雖然熱性體質的人比較適合飲用涼茶，但是也不能過量飲用。經常飲涼茶，會使身體狀況失衡，出現食慾下降等症狀，還會傷害到消化體統。

第九章　食物的健康吃法

二、酸梅湯

酸梅湯是用沒有完全熟透的烏梅製成的，能夠對人體達到緩解疲勞、清熱消暑、生津止渴、促進消化等作用。

酸梅湯在夏季是一款非常受歡迎的飲料，當人感覺口渴時或者在劇烈運動後，來一杯酸梅湯，馬上就會滋潤口喉、補充體內流失的水分和鹽分。此外，在飯前喝一杯酸梅湯，還能夠提高食慾，加強人體對食物的消化功能。

然而，酸梅湯是不能過多飲用的，因為它具有收斂的作用，對於患有感冒的人來說是不適宜的。另外，有咳嗽、胃潰瘍等病症的人也不適宜食用酸梅湯。胃潰瘍病人在飲用酸梅湯後很有可能會導致出血。

三、龜苓膏

龜苓膏中的主要原料有龜板、金銀花、土茯苓、生地等，對人體能夠達到滋陰補腎、清熱潤燥等作用。

經常對著電腦工作的上班族一天的活動量很小，很容易出現上火、大便不暢、牙齦腫痛等症狀，這個時候，來一杯龜苓膏是非常不錯的，不僅能夠滋補身體，還能夠消除火氣。但是龜苓膏屬於涼性食物，對於有胃寒、腹瀉症狀的人來說，是不宜食用的，否則就會加重病症。

此外，由於在茯苓膏製作的過程中，添加了不少糖分，所以不宜一次性食用太多。

四、阿膠蜜棗

阿膠蜜棗中的主要食材就是紅棗和阿膠，能夠對人體達到補血、滋陰、

養顏、止血等作用。

俗話說：「一日三顆棗，活到一百不顯老。」長期食用阿膠棗能夠達到美容養顏的作用，對於愛美女士來說，是非常不錯的零食。而且它還能夠達到補血的作用，每天食用 6 顆左右就能夠使臉色紅潤有光澤。但是阿膠棗並不適合所有人食用，它在進入人體後，會在胃中停留很長時間才能夠被消化掉，因此，消化功能較弱的人應該少食。而對於正在經期的女性朋友來說，應該杜絕食用阿膠蜜棗，否則會使月經量大大增加。

五、茯苓餅

茯苓餅的主要食材就是茯苓，能夠達到養顏護膚、利尿、消除水腫、健脾養胃等作用。

在飯前食用一小塊茯苓餅，能夠達到開胃、消食的作用，對於食慾不強的人來說是一款很好的健康食品。

然而，市面上大部分的茯苓餅在製作的過程中都添加了很多糖分，食用過多對人體不僅無益還會有害。此外，雖然茯苓餅能夠促進消化，但是多食會引起腹脹，所以，任何人在吃茯苓餅的時候都應該控制量。

六、陳皮

陳皮是由柑橘皮製成的，對人體能夠達到促進消化、行氣、化痰等作用。

陳皮中含有一種黃酮類物質，對於患有心血管疾病的人非常有益。而且，食用陳皮，還能夠溼潤口腔，生津止渴。

雖然陳皮對人體健康有益，但是它屬於蜜餞類食品，在製作的過程中會

添加大量的食鹽，對於腎臟功能不好的以及患有高血壓的人來說，是不易過多食用的。

七、山楂片

山楂片可以對人體達到促進消化、活血化淤等作用。其中含有豐富的有機酸，可以促進消化液的分泌，從而達到幫助消食的作用。但是這樣的功效對於患有胃潰瘍的人來說是非常不利的，很容易加重病情，甚至還會導致出血。

此外，山楂片在加工的時候，添加了大量的糖分，任何人都應該少食，特別是小孩子和糖尿病患者。

八、桂圓乾

桂圓乾主要的食材是桂圓，能夠對人體達到寧神、補血等作用。但是桂圓屬於熱性食物，對於體質偏熱的人非常不利，會導致口乾舌燥、便祕，甚至還會引發痔瘡。

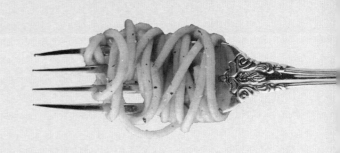

第十章
食物的健康做法

徹底去除農藥的技巧

曾幾何時，剛剛買回的水果不用清洗也可以食用，而現在，不管是從哪裡買回的蔬菜、水果都要在仔細清洗後，才敢放心食用，稍洗不淨就會吃進農藥、殺蟲劑。的確，在物欲橫流的當今社會，不少農民為了增加收穫而給蔬果噴灑各種農藥，避免由於生蟲而出現損失。但是這讓我們的生活變得更加小心。

研究顯示，用清水清洗過的蔬果上依然會存在大量的農藥，而這些農藥足以傷害我們的身體健康，增加心血管的患病機率，甚至還會引發癌症。近些年，人們對健康越來越重視，而且對食品的安全問題也逐漸關心起來。在當今市面上，大量使用農藥的蔬果出現在我們面前，我們要生存，不可能拒絕食用蔬果，那麼，我們在清洗的時候應該怎樣將蔬果上的農藥清除呢？

主要的清洗方法有以下幾種：

一、用淡鹽水泡洗

用清水將蔬果清洗五遍左右，然後放入裝滿清水的盆中，在其中添加一些食鹽，攪拌均勻後浸泡一個小時，再倒掉淡鹽水，用清水沖洗一遍蔬果。包心類的蔬菜不容易清洗，所以應該用刀從蔬菜的中間切開，然後再放進清水中浸泡兩個小時左右，最後再清洗一下就可以了。

二、用鹼洗

在鹼性環境中，有些殺蟲劑會被消除。所以在清洗蔬果的時候，可將一定量的食用鹼放入清水中，攪拌均勻後放入清洗後的蔬果，浸泡十分鐘左右

取出，再清洗三次就可以了。當然，可以把食用鹼換成小蘇打，但是浸泡的時間需要延長五分鐘左右。

三、用開水燙

在芹菜、青椒、豆角中通常都存有氨基甲酸酯類殺蟲劑，這類殺蟲劑在高溫的環境中會被破壞、去除，所以，在清洗以上蔬菜的時候，可以將它們放入開水中氽燙四分鐘左右，然後撈出，再用清水沖洗幾遍就可以了。

四、用陽光晒

透過陽光的照射，蔬菜和水果上的部分殘留農藥就會被去除。研究顯示，在陽光下照射五分鐘的蔬果，其表面的部分農藥有一半以上都會被破壞掉。如蔬果菜不急於食用，可以將蔬菜置於溫暖的環境中，這樣也可以在一定程度上減少農藥。

五、用洗米水洗

洗米水具有酸性，有機磷農藥在酸性環境中毒性會降低，甚至失去毒性。將蔬果浸泡在洗米水中十分鐘，然後再用清水清洗乾淨就可以減少農藥的殘留量。

此外，當發現蔬菜葉或者蔬菜莖上出現了藥斑，或者有明顯的化學藥品氣味時，就應該盡量避免購買。對於可多次採摘的蔬菜，在清洗的時候應該格外注意，因為這樣的蔬菜通常需要長期噴灑農藥，這些蔬菜包括小黃瓜、豌豆、韭菜花等。

徹底去除食物毒性的方法

在日常生活中，我們所常見的很多食物其本身就具有一定的毒性，比如扁豆、四季豆、青番茄、黃花菜等，如果我們食用或烹飪的方法不當，就有可能導致中毒。那麼，我們應該怎樣解除食物本身攜帶的毒性呢？

不同食物有不同的去除毒性方法，下面來看看以下食物的「解毒」方法：

一、豆角

豆角的種類有很多，包括扁豆、刀豆、四季豆等，而其中以扁豆中毒最為普遍。專家表示，扁豆中含有一種有毒物質 —— 皂素，如果烹飪不當，就會引起中毒。扁豆中毒通常會發生在食用後的三個小時內，表現為嘔吐、心慌、頭暈、流汗、四肢發麻等。

「解毒」方法：

雖然扁豆的毒性很大，但是在高溫的環境中很容易被破壞。所以在食用前，應該用沸水燙一燙。在烹飪的時候，應該將扁豆加熱至 100℃，然後倒入適量的清水，燜煮 10 分鐘左右。也可以用更高的溫度加熱 5 分鐘。

二、黃花菜

黃花菜中的營養物質非常豐富，而且味道鮮美。但是用高溫快炒或者做成湯品都是很不安全的，因為在鮮嫩的黃花菜中含有水仙鹼素，這種物質如果不經過充分的加熱，毒性就不能被去除，人在食用後，就會刺激腸胃和呼吸系統，出現噁心、嘔吐、燒心、腹瀉等症狀，甚至還會導致血尿、血便等症狀。

「解毒」方法：

專家介紹，秋水仙鹼很容易溶於水中，所以，在烹飪前，將黃花菜浸泡在清水中兩個小時左右，或者先用沸水汆燙一下再浸泡在清水中兩個小時左右，都可以去除這種有毒物質。

如果在食用的時候出現了中毒的現象，那麼，應該立即服用藿香正氣水或者綠豆甘草湯。

三、發芽的馬鈴薯

馬鈴薯是人們經常會食用的一種蔬菜，炒製、炸製、煮製都可以烹飪出美味的菜餚，而且經常食用還具有健脾益氣的功效。但是如果家中存放的馬鈴薯發芽了，就要小心食用了，因為其中含有一種有毒物質 —— 茄鹼，這種物質在進入人體後會對紅細胞造成破壞，對黏膜也有強烈的刺激。其實，在沒有發芽的馬鈴薯中就含有一定量的茄鹼，只是食用過少並不會對身體造成危害。當馬鈴薯發芽後，其中的茄鹼就會翻倍成長，人體在食用了一定量的這樣的馬鈴薯後，就會出現噁心、嘔吐、腹痛等症狀。中毒較輕者，兩個小時左右，體內的毒素就會被消滅；中毒較重者，體溫會升高，並伴有瞳孔放大、抽搐、呼吸困難、血壓降低等症狀，甚至還會有生命危險。

「解毒」方法：

去除的方法有以下三種：

（一） 直接將長出芽的部位切掉。如果發芽的面積太大，則應該將整個馬鈴薯扔掉。

（二） 茄鹼在遇到醋酸的時候很容易分解，所以，想要解除這種毒素，只需

在其中加入適量的食醋。

（三）　茄鹼在用高溫加熱的時候就會被破壞掉，因此，對發芽的馬鈴薯進行長時間的高溫烹調便可以去除部分茄鹼。

四、青番茄

番茄是我們經常食用的食物，其中含有大量的維生素 A，對人體健康非常有益。但是在沒有完全成熟的番茄中含有一種毒素 —— 茄鹼，這種毒素和發芽的馬鈴薯中的毒素屬於同一種。在食用了青番茄後，人體會感覺不適，甚至會發生中毒。

「解毒」方法：

在購買的時候，應該選擇完全成熟的番茄。如果一不小心購買了幾個青番茄，那麼，在短時間內不要食用。當青番茄逐漸變紅後再食用，因為變紅後的番茄中已經不存在茄鹼了。

徹底去除食物細菌的方法

在的日常生活中，人們通常會對那些外表有很多汙物的食物仔細清洗，然後才可放心食用，而對於那些看起來很衛生的食物，卻沒有足夠的耐心，以為不用怎麼清洗就能食用。事實上，那些看起來非常乾淨食物，往往隱藏著對人體有害的細菌、病菌等。這些微生物一旦進入人體，就會對人體造成一定的傷害。

那麼怎樣去除這些食物中的細菌呢？來看看下面的方法：

一、大蔥

當我們從市面上買回大蔥後，你會發現大蔥青白分明，如果忽略根部的少許泥土，大蔥還是非常乾淨的，於是在烹飪的時候洗一洗就炒菜用了。其實，大蔥並沒有我們想像的那麼乾淨。研究發現，在大蔥中存在著寄生蟲和細菌，比如隱胞子蟲、沙門氏桿菌。為了避免這些有害生物危害我們的健康，在選購大蔥的時候，不要買被凍了的，否則在溫暖的環境中，大蔥很可能會產生更多的細菌。在食用大蔥之前，應該用清水仔細進行清洗，並盡量用大量的水來沖蔥的表面。在這裡需要注意一點，把大蔥的外層去掉後再進行清洗。

二、雞肉

雞肉的外表通透，潔淨，能夠吊起人們的食慾，有些人將剛從市場買回的雞肉直接烹飪，或者放在砧板上，等到中午再烹飪，但是這樣的做法不但會毀了雞肉，還會危害身體。有人對接近 500 隻雞進行過研究，後來發現有四成以上的雞都攜帶著曲狀桿菌，有一成以上的雞攜帶著沙門氏桿菌。這些病原細菌會引起腹瀉、發燒、腹痛，甚至還會導致中毒。

那麼，怎樣才能去除雞肉中的病原細菌呢？在將雞肉買回後，不要馬上放在砧板上，或者直接對其進行烹調，最適宜的處理方式應該是將其放進清水中進行浸泡，在切肉後，要將砧板和菜刀仔細清洗，避免汙染其他食物。此外，在市面上購買雞肉時盡可能挑選那些放養的雞，因為這種雞活動的範圍比較大，而且在宰殺的時候不會一次性殺很多，食用起來比較安全。

第十章　食物的健康做法

三、碎土雞肉

可以說，這種家禽的肉是非常髒的，有 25% 的碎土雞都含有李斯特菌、曲狀桿菌、梭菌，或是三種細菌都有，這些細菌都會對人體造成傷害。目前還沒有很好的辦法去除其中的細菌，只有預防措施。在選購土雞的時候應該選擇有機的，並將其裝在一個單獨的袋子中。

另外，在切土雞肉後，要用高溫對菜刀和砧板進行過高溫消毒，而對於盛放過生土雞肉的盤子，應該清洗乾淨。

四、生蠔

在生的生蠔中含有諾羅病毒、曲狀桿菌等，如果在烹飪的時候，沒有將生蠔徹底煮熟，那麼，人在食用後就會出現腹瀉的狀況。其實，想要去除生蠔的病菌，只需將其充分加熱就可以了。但是要注意，在外就餐時，一定要選擇比較有信譽的餐館。

五、雞蛋

市面上出售的大部分雞蛋都已經經過消毒了，但是雞蛋還是存在細菌，因此，如果在雞蛋還沒有完全煮熟或者煎熟的情況下食用雞蛋，就會對身體造成傷害。想要去除雞蛋中的有害物質，可以將其放置於冰箱內，在烹調的時候將其做熟。

另外，在選購雞蛋的時候，要注意觀察盛放雞蛋的外觀、標章、保存期限、生產履歷等。如果都合格，消費者就可以放心購買，但是在挑選的時候，不要選擇那些表面有裂痕的雞蛋，因為就算是一個小小的裂縫，細菌也能夠進入蛋內，汙染整顆雞蛋。

六、哈密瓜

很多人都不知道，在有些哈密瓜中存在著沙門氏桿菌和志賀氏桿菌，這是非常可怕的，因為我們通常都是生吃哈密瓜，如果沒有將哈密瓜表面的細菌清除，那麼，在食用的時候，細菌就會隨著食物進入人體內，從而對人體造成傷害。想要去除哈密瓜表面的細菌並不是很難，在買回哈密瓜的時候，將其置於水盆中，在刷子上倒些蔬果清洗液，然後對著哈密瓜仔細刷，這樣就可以避免細菌感染了。

此外，在購買哈密瓜的時候應該避免購買切開的，因為果肉暴露在外面，細菌很可能會侵入其中。

七、保鮮膜中的萵筍

經過研究得知，在眾多的食物中毒事故中，有一成以上的食物中毒都來自用保鮮膜包裹的萵筍。所以在購買萵筍的時候應該盡量選擇散裝的，如果非要購買事先用保鮮膜包裹的萵筍，那麼，在清洗的時候就應該注意，將萵筍的葉子全部撕下來，然後仔細用清水清洗乾淨。

八、碎牛肉

調查發現，在漢堡中的牛肉片中存有大量的產氣莢膜梭菌，還有一部分葡萄球菌和李氏桿菌。想要消除這些細菌，可以在其中添加一些牛至油，這種油能夠殺死牛肉中的細菌，而且還不會對牛肉的口感造成太大的影響。

第十章　食物的健康做法

烹調肉類需做減法

肉食能夠為我們的身體提供豐富的營養物質，比如蛋白質、多種維生素和礦物質等，而且肉食還能夠帶給我們味覺上的愉悅，所以我們的生活不能缺少肉食這個角色。但是大部分人只知道雞屁股是不能吃的，對於其他肉類了解的非常少。

現代醫學表明，動物身體上的某些器官中，生存著大量能夠給人類帶來疾病的細菌、病毒等有害物質。如果人們在食用肉食的時候，沒有將這些器官去除掉，那麼，就會影響人體健康。因此，我們在烹飪前，一定要先切除這些有毒部位，確保食物安全。

那麼，動物中的哪些部位是不能食用的呢？

一、禽類的尾尖

這個部位是人們非常熟悉的，而且通常在烹飪的時候都會將它去除。但是並不是禽類的整個屁股都不能食用，只是屁股的尖端長有尾羽的地方對人體有害。這個部位存有大量的淋巴腺，而淋巴腺中的吞噬細胞能夠吞噬細菌、病毒等有害物質，甚至還可以吞噬致癌物質，但是這些有害物質只能存放在其中，並不能分解，因此，禽類的尾尖就是一個有毒物質的聚集地，人體若是食用了，很可能會出現健康問題。

二、蝦的消化系統

在食用大蝦的時候，大部分人都會將蝦體中的長長的、細細的、黑色的「絲」抽出體外，但是我們並不知道為什麼要抽出它，只知道它對人體有害。

其實這條「黑絲」就是蝦的消化系統，從頭部開始，一直延伸到胃部，其中含有大量的細菌和消化殘餘物質，最好不要食用。

三、羊的懸筋

人們把這個「懸筋」還叫做「蹄白珠」，形狀是圓的，一串一串的圓粒，其實它是羊蹄中的一個病變了的組織，食用後，對健康有害。

四、魚類的「黑衣」

在魚身的兩側有一層黑色的膜，這層膜具有非常強烈的腥臭味、泥土味，而且其中還含有不少溶菌酶、組織胺等物質。組胺在進入人體後，會引起噁心、嘔吐等不適症狀。而溶菌酶會導致食慾下降。

五、兔的「臭腺」

這個部位在兔的外生殖器背面的兩側皮下的鼠蹊腺，味道非常臭，如果在烹飪的前沒有將這個部位摘除，就會影響食慾。

六、牲畜的三腺

牲畜的三腺指的是甲狀腺、病變淋巴腺、腎上腺，這些腺體對人體都是有害的。牲畜的甲狀腺會導致甲狀腺功能異常，出現食慾下降、身體抽搐、脾氣急躁等症狀；腎上腺和病變淋巴腺同樣會給人體帶來多種病症。

記住以上六種動物的六個不能食用的部位，在烹飪的時候注意去除，就沒有安全問題了。

第十章　食物的健康做法

蒸 —— 最健康的烹調法

在生活比較艱苦的時候，大部分人所採用的烹調方法都是蒸，很少會使用煎炸的方式，因為人們沒有足夠的金錢去購買食用油，在那個時候，人們的身體雖然很瘦，但是體質很好。而隨著生活日益變好，人們開始享受從前不經常食用的油炸食品，而在品嘗美味的同時，體質卻越來越差，而導致這一切發生的「罪魁禍首」就是烹飪方式。經過研究，蒸是最健康的。

從營養的方面來分析，蒸出來的食物，營養成分都被最大限度的保留了；從滋味的方面來分析，這種烹飪方式保留了食物的原本味道，在品嘗的時候可以感受到來自大自然的味道；從環保的方面來分析，蒸的烹飪方式省去了油脂，而且在烹飪過程中不會有油煙冒出，不僅對身體有益，還維持了廚房的衛生，可以說蒸是一種非常環保的烹調方式；從健康的方面來分析，蒸菜不需要經過高溫煎炸，營養損失的比較少，而且蒸製後的食物比較爛熟，非常利於人體消化，從而達到呵護消化系統的作用。此外在蒸製的時候，蒸鍋中的溫度非常穩定，也不是很高，減少了高溫烹調導致的營養成分發生轉變帶給人體的毒素。特別是在蒸製肉類食物的時候，肉類中的油脂成分在水蒸氣的作用下滲出肉外，從而使食物更加清淡。

專家表示，用蒸的烹飪方式來做麵食、米食，可以將其中的營養物質保留 95% 以上。煎、炸的烹飪方式會使維生素 B2、菸酸流失一半，維生素 B1 差不多全部流失。我們幾乎每天都要吃雞蛋，它可以為我們提供豐富的蛋白質，但是使用不同的烹飪方式，它在人體中的消化吸收率也會有所差異。煮的方法可以保留雞蛋中的全部營養，吸收率也是 100%；蒸的方法，雞蛋的營養和消化率接近 100%；煎的方法，雞蛋的消化率就會下降 20% 左右，因

此，在食用雞蛋的時候，應該使用蒸、煮的烹飪方法。

其實，有不少人都知道蒸製食物是最健康最營養的，但還是不經常蒸製食物，這是為什麼呢？因為蒸製食物的過程比較繁瑣。在蒸製食物的過程中，如果是麵食，人們需要對面進行加工，又是和麵，又是切麵，還要捏麵，這些都需要時間，加工好麵食，還要放進蒸鍋中，蒸鍋需要蒸籠、籠屜等一系列工具，等到食物蒸熟，還要對蒸具進行清洗，而蒸具也沒有炒鍋容易清洗。這些繁瑣麻煩的程序通常會讓人們對蒸食望而卻步。

雖然對食物進行蒸製的過程非常複雜，而且色、香、味都遠不如煎炸食物，但是為了我們的身體健康，還是麻煩一些、清淡一些比較好。

清蒸肉類，既營養又不膩

曾幾何時，人們只有在逢年過節的時候才能吃上一次肉，而在當今社會，最不缺少的恐怕就是動物性食物了。隨著人們的飲食條件越來越好，各種富貴病也隨之而來，這其實與人們平常烹飪肉食的方式有一定的關係。通常我們都會用油炸、燉燒的烹調方式來製作肉類美食，但是這樣烹飪出來的美食不僅損失了大量營養，還飽含了大量的油脂，對人體健康十分不利。

下面給大家介紹幾款既營養又清淡的清蒸肉食：

一、蒸蟹

烹飪螃蟹最好的方法就是清蒸。因為在清蒸的過程中不會添加任何調味料，更不會使蟹膏受損，所以，清蒸可以說是保留鮮味和營養最好的一種烹飪方式。

第十章　食物的健康做法

具體做法：

（一）　為了避免螃蟹的爪子脫落，在上鍋蒸螃蟹前應該先將螃蟹打暈或者放入冰箱凍死，否則螃蟹就會因為受熱而拼命掙扎，導致爪子脫落。

（二）　做好第一步，接著就應該用刷子將螃蟹的身體刷淨，再用牙籤將剩餘的細小髒物剔除，清洗乾淨後，將螃蟹放進大碗中，均勻的在上面撒些薑片和蔥段。

（三）　在蒸鍋中放入一定量的清水，當水沸騰後，將整個螃蟹碗放入其中，蒸半個小時左右。

（四）　當螃蟹蒸至紅黃色時，從鍋中取出螃蟹，蘸著調味料食用即可。

二、清蒸滑雞

這道菜餚在內地比較罕見，通常出現在香港。製作的原材料應該選擇母雞或者雞翅膀，為了避免雞肉在蒸製的過程中黏連在一起，還應該準備一些太白粉。

具體做法：

（一）　準備一隻母雞，以及適量的食鹽、蔥、薑、紅辣椒、太白粉、熱油、生油、醬油、薑汁、米酒、雞精、白糖、味精、麻油。

（二）　用刀將母雞清理乾淨，並用清水洗淨，然後控水瀝乾，在其中添加調味料，再倒入少許太白粉、生油，用筷子攪拌均勻，盛放在盤子中備用。

（三）　用刀分別將薑、蔥、紅辣椒切成片、段、絲，然後均勻的撒在雞肉上。將雞肉置於蒸鍋中，10 分鐘左右將雞肉翻過身，再經過 6 分鐘就

可以取出了。

(四) 將雞肉取出後，在上面撒些蔥，然後澆上熱油、醬油就可以了。

三、豉汁蒸排骨

在製作這道菜餚的時候，應該選擇排骨，這樣蒸出來的肉質才足夠嫩。為了增加肉質的爽滑度，在製作的過程中也應該加入少許太白粉。

製作方法：

(一) 準備適量的排骨、紅辣椒、蔥、薑、蒜茸、太白粉、熱油、豆豉、蠔油、醬油、陳年醬油、豆瓣醬、蘑菇醬、麻油、白糖、味精。

(二) 用清水將排骨洗淨，再用刀切成小段，將水分瀝乾後，在其中調入調味料、太白粉、蔥、薑、蒜，再倒入少許清水、熟油拌勻，盛放在盤子中。

(三) 將整個盤子放入蒸鍋中，10 分鐘後，將盤中的排骨翻動翻動，再經過8 分鐘，在其中放入蔥、紅辣椒，最後蒸 2 分鐘就可以取出食用了。

四、米粉肉

米粉肉這道美食來源於民間，原材料是五花肉，色鮮味濃，油而不膩，是非常美味的一道菜餚。

製作方法：

(一) 準備適量的五花肉（有皮）、五香米粉、太白粉、醬油、陳年醬油、薑汁、白糖、米酒、味精、麻油。

(二) 將五花肉清洗乾淨，用刀將其切成薄厚適中的片，調入調味料和太白

粉，用筷子將其攪拌均勻，靜置半個小時。

（三）　半個小時後，在肉中倒入五香粉，然後攪拌均勻，將肉片擺放在盤中。

（四）　將整個盤子放入蒸鍋中，用大火蒸製，一刻鐘後，再用中火蒸，兩個小時後，取出盤子就可以食用了。

五、芋頭扣肉

　　這道菜所使用的原材料也是五花肉，但是與米粉肉不同的是，在蒸肉前，需要將肉置於水中蒸一段時間，還要過一下油。這樣做的原因是可以讓肉的色澤更紅亮。

　　製作方法：

（一）　準備適量的五花肉（有皮）、芋頭、八角、蔥、南乳、蒜泥、醬油、陳年醬油、白糖、味精、麻油、食用油。

（二）　把豬肉切成塊狀，放入煮開的水中，再在其中添加蔥、八角，用文火煮 20 分鐘左右，撈出豬肉，用陳年醬油在豬皮上潤一遍色。

（三）　削去芋頭皮，用刀切成塊狀；在鍋中倒入適量的食用油，將芋頭塊放入其中，炸至淡黃後放入豬肉，當豬肉呈現出深紅色後撈出，浸泡在水中，一段時間後，取出切成塊狀。

（四）　在豬肉中放入調味料，攪拌均勻後同芋頭一同整齊的排放在碗中，隨後放進蒸鍋中，2 小時左右，取出大碗，倒扣在盆中即可。

六、乾蒸牛肉

這道菜口感爽脆，人在食用後唇齒留香。

製作方法：

（一）準備適量的牛肉、馬蹄肉、豬肥肉、香菜莖、陳皮、太白粉、醬油、陳年醬油、蠔油、麻油、味精、白糖、胡椒粉。

（二）將牛肉切成條狀，放入清水中洗淨，瀝乾水分後用刀剁碎；豬肉切碎，將陳皮、香菜斬成茸。

（三）將牛肉條、肥肉粒、馬蹄一同放入大碗中，在其中調入調味料，再加入陳皮、香菜、太白粉，然後加入水攪拌均勻。

（四）將攪拌均勻的肉餡捏成丸子，整齊的排放在盤子中，然後放入蒸鍋中用大火蒸 15 分鐘左右就可以了。在食用的時候可以蘸取茄汁、薑醋汁食用。

幾款營養價值高的粥

粥的歷史非常悠久，早在四千多年前，人們就已經開始喝粥了。而如今，我們依然喝粥，將其作為正餐的一部分，而且還研發出了多種多樣的粥。粥中光有白米，那麼，人體只能獲得白米中的營養物質，如果在其中添加了其他種類的食物，人體就能夠獲得更多的營養物質。

現在，給大家介紹幾款營養非常豐富的粥：

一、蔬菜牛肉粥

準備適量的白米、牛肉、菠菜、馬鈴薯、胡蘿蔔、洋蔥、肉湯、食鹽。

具體做法：

（一）　將食材清洗乾淨，牛肉剁成末，蔬菜切成塊。

（二）　將所有蔬菜倒入沸水中，煮熟後撈出搗碎。

（三）　將白米放入鍋中，在其中倒入一定量的清水和肉湯，隨後將蔬菜和牛肉末一同放入粥中熬煮。

（四）　當食材都熟爛後，放入少許食鹽即可食用。

二、豆腐粥

準備適量的白米、豆腐、肉湯、食鹽。

具體做法：

（一）　將食材清洗乾淨，豆腐切成小塊。

（二）　在鍋中倒入一定量的清水和肉湯，隨後將白米、豆腐放入其中進行熬煮。

（三）　當米粥黏稠後，放入少許食鹽即可食用。

三、雞蛋粥

準備適量的白米、雞蛋、胡蘿蔔、菠菜、肉湯、食鹽。

具體做法：

（一）　將食材清洗乾淨，蔬菜切塊。

（二）　將蔬菜放入煮沸的水中，煮熟後撈出切碎。

（三）　在鍋中倒入一定量的清水和肉湯，將白米、蔬菜一同放入其中進行熬煮。

（四）　當米粥黏稠後，將事先打散的雞蛋均勻的撒在鍋中，隨後添加少許食鹽即可食用。

四、蔬菜魚肉粥

準備適量的魚、白米、蘿蔔、胡蘿蔔、海帶湯、醬油。

具體做法：

（一）　將食材清洗乾淨，將魚肉與魚刺分離，留下魚肉，放入沸水中煮熟，撈出弄碎。

（二）　用工具將蘿蔔和胡蘿蔔切成碎末。

（三）　在鍋中倒入一定量的清水和海帶湯，將所有食材一同放進鍋中進行熬煮。

（四）　當米粥黏稠後，放入少許醬油即可食用。

五、蘋果燕麥粥

準備適量的燕麥片、蘋果、胡蘿蔔、牛奶。

具體做法：

（一）　將所有食材清洗乾淨，用工具將蘋果和胡蘿蔔切成碎末。

（二）　在鍋中倒入一定量的清水和牛奶，隨後將燕麥片和蔬菜放入其中一同熬煮。

（三）　煮至熟爛後，將蘋果放入其中，繼續煮一會即可食用。

六、芋頭粥

準備適量的芋頭、醬油、肉湯、食鹽。

具體做法：

（一）　將食材清洗乾淨，去皮，切成塊狀，撒些食鹽。

（二）　將醃過的芋頭清洗乾淨，放入沸水中煮爛，隨後撈出弄碎。

（三）　在鍋中倒入肉湯，再將芋頭放入其中熬煮，一邊煮一邊攪拌。

（四）　當芋頭黏稠後，放入少許醬油即可食用。

七、胡蘿蔔優酪乳粥

準備適量的胡蘿蔔、優酪乳、奶油、高麗菜、麵粉、肉湯。

具體做法：

（一）　將食材清洗乾淨，蔬菜切成絲，放入沸水中煮爛。

（二）　在炒鍋中放入適量的黃油，再把麵粉放入其中，翻炒一會，在其中倒入肉湯、蔬菜一同熬煮。

（三）　煮至黏稠後，靜置在一旁，當粥的溫度降到 40℃左右時，混入優酪乳即可食用。

八、番茄粥

準備適量的白米、番茄、海帶湯、食鹽。

具體做法：

（一）　將番茄清洗乾淨，放入沸水中泡一下，然後撕掉外皮，並用湯匙將裡

面的籽挖除，剩下的切碎。

（二）　在鍋中倒入一定量的海帶湯，將白米放入其中進行熬煮。

（三）　當煮至熟爛後，將番茄放入其中，再加些食鹽即可食用。

九、蓮子桂圓粥

準備適量的蓮子、龍眼、糯米。

具體做法：

（一）　將所有食材清洗乾淨。

（二）　在鍋中倒入一定量的清水，將食材一同放入其中進行熬煮。

（三）　當米粥黏稠後，即可出鍋食用。

十、雞粥

準備適量的雞肉、香菜、蔥、薑、胡椒粉、食鹽、熟油。

具體做法：

（一）　將食材清洗乾淨，香菜切末、蔥、薑切片。

（二）　在鍋中倒入一定量的清水，將白米放入其中，煮沸後調小火，熬至黏稠即可。

（三）　在另一個鍋中倒入一定量的清水，將雞肉放入其中，再添加一些薑，煮熟後撈出控水，當雞的溫度降下來後，切成絲放入盤中，再在其中放入蔥、胡椒粉、食鹽、熟油，並攪拌均勻。

（四）　將雞肉倒入粥中，用小火進行熬煮，隨後撒些香菜即可出鍋食用。

第十章　食物的健康做法

蘑菇的營養烹調法

　　蘑菇中的營養物質非常豐富，其中含有大量的蛋白質，還含有多種礦物質元素、維生素，對於人體來說是非常有益的。此外，其中的脂肪含量非常少，屬於低熱量食物，對於肥胖人士來說，也是一款非常不錯的食物。

　　很多人都非常喜歡吃蘑菇，雖然蘑菇有一種特殊的氣味，但是它給人的口感非常嫩滑，讓人愛不釋「口」。然而，大部分人都不懂得怎樣更營養的食用蘑菇。蘑菇的種類有很多，比如香菇、雞腿菇、茶樹菇、秀珍菇等。不同種類的蘑菇，營養物質並不完全相同，因此，在烹飪的時候也應該分別對待。比如乾香菇適合和肉類一起烹飪。

　　那麼，其他種類的蘑菇都應該怎樣進行烹飪才最營養呢？現在，就給大家介紹幾款非常營養的不同種類的蘑菇菜餚：

一、乾香菇

　　乾香菇的氣味很濃，如果將其與肉類在一起烹調，那麼，乾香菇中的香味就會潤進肉中，使肉的味道非常好，而且還能去除肉中的異味。所以說，這種蘑菇最適合與肉類食物搭配在一起。但是要注意，在燉肉前，應該先將乾香菇浸泡在清水中，這樣能使乾香菇中的香味更易滲進肉中。

　　代表菜餚：香菇燉雞

　　準備食材：母雞、乾香菇、小蝦米、蔥、薑、米酒、胡椒粉、食鹽。

　　具體做法：

（一）　將食材清洗乾淨，乾香菇浸泡在清水中；母雞處理乾淨；蔥、薑拍扁。

（二）　20 分鐘後，撈出乾香菇，去根，切成片。

（三） 在容器中倒入一定量的清水，將雞放入其中，隨後撈出水面上飄著的沫，接著將剩餘的食材一同放入容器中進行熬煮。

（四） 2 小時左右，當雞肉熟爛後即可食用。

二、鮮香菇：

將鮮香菇與蔬菜一同炒製是最好的，蔬菜的清脆，加上香菇的嫩滑，同時在口中碰撞，非常美味。

代表菜餚：香菇炒油菜

準備食材：鮮香菇、油菜、食鹽、雞精、醬油、耗油、麻油、陳年醬油、糖、蔥、薑、蒜。

具體做法：

（一） 油菜擇乾淨，鮮香菇去根，將二者分別洗淨，鮮香菇切成片，油菜撕成段。

（二） 在鍋中倒入適量的油，將香菇滑入其中，10 秒鐘左右撈出控油。

（三） 在鍋中放入薑，再放入香菇，隨後在其中倒入一定量的清水，再調入少量糖、耗油、陳年醬油，煮一會後，勾芡撒些麻油出鍋。

（四） 在鍋中倒入一定量的清水，調入適量食鹽、食油，水面沸騰後，將油菜放入其中，略煮片刻，撈出油菜，同香菇擺放在一起即可。

三、草菇

草菇用猛火炒是最好的，因為這樣能夠避免其中的維生素 C 大量流失。需要注意一點，在炒菜前，需要用刀在草菇得到頂端左右劃兩下，這樣炒出

來的菜餚味道才更濃。

代表菜餚：爆炒草菇

準備食材：草菇、辣椒、蔥、蒜、花雕酒、食鹽、醬油、耗油。

具體做法：

（一）　將食材清洗乾淨，用刀在草菇頂端左右劃兩下，辣椒切絲。

（二）　將草菇放進沸水中煮一下，隨後撈出放入盤中。

（三）　在鍋中倒入適量的油，將蔥、蒜放入其中，再倒入辣椒，略炒片刻。

（四）　將草菇放入其中，再倒入調味料，用猛火翻炒片刻即可。

四、秀珍菇

在炒秀珍菇的時候最好不要放入口味過於濃重的食材，用蔥、蒜淡炒是最好的。食用秀珍菇，能夠達到驅寒、活絡等作用。

代表菜餚：清炒秀珍菇

準備食材：秀珍菇、蔥、蒜、食鹽、雞精。

具體做法：

（一）　將食材清洗乾淨，秀珍菇切成塊，蔥、蒜切碎。

（二）　在鍋中倒入適量的油，將蔥、蒜放入其中，隨後再放入秀珍菇。

（三）　當秀珍菇炒熟後，放入食鹽、雞精即可食用。

五、金針菇

很多人在吃燒烤和火鍋的時候會吃金針菇，但是金針菇最營養的吃法是涼拌。煮的時候要多些耐心，否則容易導致中毒。

代表菜餚：涼拌金針菇

準備食材：金針菇、蒜、蔥、糖、醋、食鹽、蠔油、醬油。

具體做法：

（一） 將食材清洗乾淨，金針菇去根，將連在一起的金針菇撕開；蔥切絲，蒜切末。

（二） 將金針菇放入煮沸的水中煮 6 分鐘，隨後撈出，浸泡在清水中，接著再撈出控水放入盤中。

（三） 將所有的調味料、調味料混合在碗中，攪拌均勻後澆在金針菇上即可。

六、茶樹菇

茶樹菇最適合的烹飪方式是炒，能夠與豆角搭配在一起。

代表菜餚：茶樹菇炒豆角

準備食材：茶樹菇、長豆角、食鹽、醬油、糖、蠔油。

具體做法：

（一） 將食材清洗乾淨，豆角放入沸水中煮熟，茶樹菇撕成條。

（二） 在鍋中倒入適量的油，將豆角和茶樹菇一同倒入其中進行炒製。

（三） 當菜炒熟後，添加調味料即可食用。

七、杏鮑菇

這種蘑菇的肉非常厚，和其他食物一同炒製是非常好的。

代表菜餚：三色杏鮑菇

第十章　食物的健康做法

準備食材：杏鮑菇、豌豆、火腿、蔥、薑、蒜、食鹽、糖、胡椒粉、香油、雞精、水澱粉。

具體做法：

(一) 　將食材清洗乾淨，蔬菜和火腿全部切片，並放入沸水中煮一下，隨後撈出備用。

(二) 　在鍋中倒入適量的油，將蔥、薑放入其中，再將所有食材放入其中翻炒幾下。

(三) 　在鍋中倒入一定量的清水，調入食鹽、雞精、糖、胡椒粉。

(四) 　當菜炒熟後，勾芡，撒些香油即可食用。

幾種山藥的營養做法

山藥在市面上時比較常見的一種是食物，儘管它的外表非常粗糙，但是其白嫩的「內在」卻迷住了很多人。在日常飲食中，我們通常會將山藥同紅棗一同蒸食，不僅味道甜美，營養還非常豐富。

經常食用山藥，能夠達到滋補腎臟、健脾生精、呵護胃部健康等作用，是糖尿病患者和動脈硬化患者的不錯選擇。

山藥的吃法有很多種，可以做成主食，也可以做成甜點，還可以做湯。但是從營養方面來考慮，蒸山藥和木耳炒山藥是最好的。蒸山藥不僅能夠將其中大部分的營養物質保留下來，還能夠保留山藥特有的滋味。而且烹飪起來也是非常簡單的，將山藥去皮洗淨後，切塊放入蒸鍋中蒸就可以了，在食用的時候可以添加一些調味料。咬上一口山藥，其綿密的口感就會使人深醉其中。而木耳炒山藥不僅能夠滋補腎臟，還能夠潤肺去燥、滋補血液，可以

說是各個年齡層都比較適合食用的菜餚。

　　但是需要注意一點，山藥中含有大量的澱粉，對於排便不暢的人來說，少吃為宜。另外，山藥對人體可以達到滋補的作用，熱性體質的人應少食。

　　除了蒸山藥、木耳炒山藥，山藥還可以怎麼做呢？

一、燴山藥丸子

　　準備適量的山藥、豬肉、大蒜、香菇、紅椒、蛋清、蔥、薑、米酒、食鹽、味精、糖、胡椒粉、醬油、澱粉、湯。

　　具體做法：

（一）　將食材清洗乾淨，豬肉切末，大蒜切成段，香菇和紅椒切成小塊。

（二）　將山藥去皮，放入沸水中煮一會，隨後取出山藥，將其壓成山藥泥，再在其中添加豬肉、蛋清，再加入少許米酒、食鹽和胡椒粉，並攪拌均勻。

（三）　在鍋中倒入一定量的食用油，油溫上來後，將攪拌好的肉餡擠成丸子狀放入油鍋，當丸子變脆後取出控油。

（四）　炸好丸子後，將過量的油倒出，鍋中留一些食用油和丸子，將蔥、薑放入其中，然後放入少許食鹽、米酒、醬油、白糖、味精、胡椒粉和湯。

（五）　當丸子完全熟透後，在鍋中放入香菇塊、紅椒塊和大蒜段。最後勾芡即可出鍋。

第十章　食物的健康做法

二、山藥燉牛腩

準備適量的山藥、牛腩、蔥、薑、八角、食鹽、白糖、味精、雞精、米酒、剁辣椒。

具體做法：

（一）　將食材清洗乾淨，山藥去皮，切成塊狀，牛腩剁成塊狀，放入沸水中，去除血水。

（二）　在鍋中倒入一定量的食用油，放入八角，當八角的香味飄出後，再放入蔥、薑，隨後倒入少許米酒，放入牛腩，在其中倒入一定量的清水炒一會，然後倒入壓力鍋。

（三）　20 分鐘以後，在鍋中倒入食用油，將壓力鍋中的牛腩倒入其中，再放入山藥、白糖、剁辣椒、食鹽、味精、雞精，當牛腩和山藥都熟爛後即可出鍋。

三、蘭花釀山藥

準備適量的山藥、雞胸脯、火腿、黃瓜、蔥、薑、食鹽、味精、雞精、蛋清、乾澱粉、水澱粉。

具體做法：

（一）　將食材清洗乾淨，山藥去皮，切成片狀，黃瓜留皮去瓤，將皮切成絲，火腿切成末。

（二）　將雞胸脯肉切成小塊，隨後放入攪拌機中，攪成泥狀，再在其中加入蛋清和提前準備好的蔥、薑汁。

（三）　將乾澱粉塗抹在山藥上，隨後再將雞肉泥塗抹在上面，最後用黃瓜皮

和火腿加以裝飾，放入蒸鍋中。

（四）　一刻鐘後，取出蒸鍋中的山藥，在鍋中倒入少許清水，在其中調入食鹽、味精、雞精，最後勾芡，均勻的灑在山藥上即可。

四、山藥枸杞粥

準備適量的山藥、白米、枸杞。

具體做法：

（一）　將食材清洗乾淨，山藥去皮，切成塊狀。

（二）　在鍋中倒入一定量的清水，將山藥、白米、枸杞一同放入其中熬煮。

（三）　當白米煮沸後，將火調小繼續熬煮半小時即可。

柚子的另類健康做法

在秋冬時節，各種時令蔬果都已上市，其中最引人注目的水果就是柚子。柚子的個頭非常大，果肉飽滿，口感清爽，滋味酸甜，總之，非常美味。從中醫的角度來看，柚子屬於寒性食物，可以下氣化痰、潤肺止渴、養胃健脾，而且還會使人心情愉悅。

柚子的外形簡直就是大版的柑橘，外皮為淺黃色，果肉有白有紅，一瓣挨著一瓣整齊的排列著，就像大蒜一樣。但是口感與大蒜、柑橘都不一樣，甜中有酸，酸中有甜，清爽可口。不僅如此，柚子的營養物質還非常豐富。其中含有大量的蛋白質、有機酸、鈣、磷、鈉等營養物質，長期食用，能夠維持心腦血管的健康。還能夠達到消脂瘦身的效果，所以柚子這種水果對於患有高血壓、血管硬化、肥胖症等的患者來說，是一款非常不錯的食療食

第十章 食物的健康做法

物。但是柚子性寒，不可過多食用，否則會引起身體不適。

我們一般食用柚子的方法都是生食，那麼，還有其他更健康、營養的食用方法嗎？當然有，下面就給大家介紹幾款柚子美食：

一、柚子沙拉

準備適量的柚子、黃瓜、芹菜、蟹棒、食鹽、醋、糖、黑胡椒粉。

具體做法：

（一） 將食材清洗乾淨，剝去柚子皮，將果肉切成小塊，置於碗中，待柚子汁慢慢滲出。

（二） 黃瓜切成片，蟹棒切成小段，芹菜斜著切成片。

（三） 將所有食材放入盤中，放入調味料，攪拌均勻，再澆上柚子汁即可食用。

二、茯苓柚子飲

準備適量的柚子、甘草、茯苓、白朮、冰糖。

具體做法：

（一） 將食材清洗乾淨，柚子去皮，將果肉切成小塊。

（二） 在鍋中倒入一定量的清水，將所有食材放入其中，用文火慢熬。

（三） 一段時間後，濾去廢渣，調入冰糖即可飲用。

三、柚子燉雞

準備一隻童子雞，以及適量的柚子、蔥、薑、食鹽、米酒。

具體做法：

（一）　將食材清洗乾淨，柚子去皮，果肉切成小塊；雞處理乾淨；蔥切成小段，薑切成片。

（二）　將果肉置於雞腹中，然後將雞放進容器中，在其中倒入一定量的清水，隨後放入調味料，再將這個容器放入裝有一定量清水的鍋中進行煮燉。

（三）　當雞肉熟爛後，即可出鍋食用。

　　因為柚子性寒，將其進行加熱，更利於人體健康，所以後兩款柚子美食適合經常食用，對於胃寒、老年人和小孩子來說，更是非常養生的食物。但是在烹飪前，我們必須確定所選購的柚子的品質，以免買到味苦的柚子。

　　在購買的時候，可以拿起一個柚子聞一聞，沒有熟透的柚子，不會散發出很濃烈的香氣；其次可以壓一壓柚子的外皮，如果在擠壓時，柚子皮陷下去了沒有反彈回來，那麼，就不要購買了，因為它的品質不好。最好的柚子外表有光澤，表皮薄，顏色是淡黃色的，或者略微發青。此外，在買回柚子後，不要急於食用，放置一段時間後，柚子的口感會更加香甜。

　　在食用的時候，患有疾病的人要注意避開在吃藥的時候吃柚子，否則，藥物在柚子的作用下，會很快滲進血液中，對人體產生作用。這樣就在某種程度上加強了藥物對人體的作用，可能會導致人體中毒，甚至影響到腎臟功能。

健康又美味的甲魚烹調法

　　現在人們的生活條件變好了，偶爾也會來一份甲魚湯嘗嘗鮮。但是一般

第十章　食物的健康做法

人也只會做甲魚湯，對於甲魚的其中吃法並沒有研究。其實，甲魚的食用方法有很多，不僅味道鮮美，營養價值也非常高。

甲魚中所含有的營養物質多種多樣，有蛋白質、角白質、脂肪、鈣質、維生素等，是滋補人體的佳品。從中醫的角度來看，甲魚能夠降低膽固醇、淨化血液；甲魚卵能夠治療腹瀉；甲魚膽對高血壓有一定的療效；連甲魚殼也有藥效作用，能夠潤喉去燥、滋陰潛陽。這樣看來，甲魚全身都是寶貝。但是甲魚再好也不能多食，提醒：甲魚雖好不可多吃，以免影響到脾臟的功能。

那麼，除了甲魚湯，甲魚的營養吃法還有哪些呢？

一、紅燒甲魚

準備一隻甲魚，以及適量的香菇、冬筍、火腿、蔥、薑、蒜、米酒、醬油、香油、味精、湯。

具體做法：

（一）　將食材清洗乾淨，然後將處理乾淨的甲魚放入沸水中過一下，隨後去皮，切成塊；蘑菇切成兩部分；冬筍、火腿切成片。

（二）　將蔥、薑、米酒撒在甲魚身上。

（三）　在鍋中放入適量的食用油，將蔥、薑、蒜放入其中，隨後倒入一定量的湯，將甲魚放入其中，再調入米酒、醬油。

（四）　湯水沸騰後，撈出浮沫，用文火燉煮，將香菇、冬筍放入其中，當甲魚即將燒熟時，將火腿添加在裡面，繼續煮。

（五）　當甲魚肉熟爛後，大火收汁，放入味精、香油即可出鍋。

二、冰糖甲魚

準備一隻甲魚，以及適量的蔥、薑、冰糖、食鹽、醬油、紹興酒、豬油、花生油。

具體方法：

（一） 將食材清洗乾淨，甲魚處理乾淨，浸泡在熱水中，隨後再浸泡在清水中，去皮，切成塊，放入煮沸的水中，一段時間後，撈出清洗乾淨。

（二） 在鍋中滑入豬油，再倒入適量的花生油，當油溫上來後，將蔥、薑放入其中，再將甲魚放入其中，調入紹興酒，蓋上鍋蓋。

（三） 打開鍋蓋，在其中倒入一定量的清水，水沸騰後，調小火繼續燜半小時。

（四） 甲魚肉即將燜熟時，在其中放入食鹽、醬油、冰糖、熟豬油，蓋上鍋蓋繼續燜。

（五） 20 分鐘後，用大火收汁，湯汁黏稠後，灑些熱豬油即可。

三、香糟甲魚

準備一隻甲魚，以及適量的香糟鹵、蔥、薑、食鹽、味精、白酒、花椒。

具體做法：

（一） 將食材清洗乾淨，甲魚處理乾淨，放入蒸鍋中蒸熟，取出靜置在一旁冷卻。

（二） 在鍋中倒入一定量的清水，當水沸騰後，在其中添加調味料，將甲魚放入其中，再添加一些香糟鹵，蓋上鍋蓋浸泡。

（三）　半天後，調味料的滋味已經充分滲入甲魚中，這時可以打開鍋蓋進行
　　　　食用了。

四、泡椒蒸甲魚

　　準備一隻甲魚，以及適量的食鹽、泡椒、香油、白糖。

　　具體做法：

（一）　清洗乾淨甲魚，並將其處理乾淨，放入沸水中過一下，切成小塊放入
　　　　盤中，隨後在其中添加一些調味料。

（二）　一段時間後，將甲魚放入蒸鍋中進行蒸製。

（三）　一刻鐘後，甲魚肉已經熟爛，這時就可以食用了。

五、椒鹽甲魚

　　準備一隻甲魚，以及適量的蔥、薑、食鹽、味精、香油、米酒、花椒
粉、椒鹽粉、乾澱粉。

　　具體做法：

（一）　清洗乾淨甲魚，並將其處理乾淨，隨後切成塊，放入盤中，在其中撒
　　　　些蔥、薑、食鹽、乾澱粉，並調入米酒。

（二）　在容器中放入適量的食用油，當油溫熱時，放入甲魚，肉熟後取出，
　　　　當油溫上來後，再放入甲魚，將甲魚炸脆後撈出。

（三）　鍋中留適量食用油，在其中放入花椒粉、椒鹽粉、味精，再放入甲魚
　　　　略炒一下，灑些香油即可出鍋食用。

六、酸菜炒甲魚

準備一隻甲魚，以及適量的冬筍、酸菜、蔥、薑、蛋清、食鹽、味精、胡椒粉、黃油、太白粉、麻油、魚露、清湯。

具體做法：

（一） 將食材清洗乾淨，甲魚處理乾淨，切成小塊，浸泡在清水中，隨後撈出控水，放入盤中，在其中調入食鹽、蛋清和太白粉。

（二） 將酸菜浸泡在清水中，隨後撈出切成小段；冬筍放入沸水中煮熟，隨後撈出切成片。

（三） 在鍋中倒入適量的食用油，油溫上來後，將甲魚放入其中，甲魚肉熟後撈出。

（四） 鍋中留有適量的油，將酸菜、冬筍和配料放入其中，再加入各種調味料，隨後將甲魚放入其中，略炒一下，勾芡撒麻油即可食用。

七、清燉甲魚

準備一隻甲魚，以及適量的火腿骨、火腿肉、蔥、薑、鹽、冰糖、熟豬油、紹興酒、白胡椒粉、雞清湯。

具體做法：

（一） 將食材清洗乾淨，甲魚處理乾淨，切成塊，放入沸水中，隨後撈出控水；火腿切成塊。

（二） 在容器中倒入一定量的雞湯和紹興酒，將甲魚放入其中，再放入一些蔥、薑、火腿，蓋上鍋蓋燜。

（三） 大火將湯水燒開，撈出浮沫，將冰糖放入其中，調小火慢燉。

第十章　食物的健康做法

(四)　1 小時左右，將薑和火腿骨、火腿撈出，撒些食鹽。火腿切片，重放鍋中，撒些熱豬油、白胡椒粉就可以出鍋了。

紅棗食品的健康吃法

　　大部分人都知道食用紅棗對身體非常有益，但是很多人並不知道怎樣吃棗最營養、最健康。往往沒有計畫，一次性食用了過量的紅棗，這樣不僅會使身材變得臃腫，還會使肚子脹痛。對於本身就很肥胖的人士來說，最好不要經常食用紅棗，7 天吃兩次左右就可以了。

　　很多人都了解紅棗的一項功能，就是補充鐵質，其實紅棗對人體的養生作用不僅於此。經常吃紅棗，能夠加強人體的免疫力，增加體內的白血球，減少血清中的膽固醇，呵護肝臟，甚至還能夠阻礙癌細胞的生成。

　　在紅棗中含有一種物質，它能夠阻礙癌細胞生成，還可能改變癌細胞的性質，將其正常化。長期食用鮮棗，能夠減小膽結石的發病機率，因為，其中含有大量的維生素 C，如果體記憶體積了大量膽固醇，維生素 C 就會將其轉變為膽汁酸，體內幾乎不存在膽固醇了，結石也就很難形成了。

　　此外，在紅棗中含有大量的鈣質和鐵質，對骨質疏鬆和貧血都有一定的食療作用。特別是老年人、孕婦，青少年和嬰幼兒，對鈣的需求量非常大，多吃紅棗對於身體是非常有益的。對於身體比較虛弱的人士來說，每天食用一些紅棗能夠滋補身體。

　　但是要特別注意一點，多吃紅棗紅衣脹氣，使身體出現不適的感覺，所以，在食用的時候要適可而止，對於體內溼熱的人來說，最好不要食用紅棗。此外，棗皮在體內很難被排出，所以，如果是選擇生食紅棗，那麼，最

好不要吃棗皮。

從以上內容我們已經了解到了紅棗的養生作用，但是應該怎樣烹飪紅棗，才能讓它的營養更加豐富，對人體達到更好的食療效果呢？請看下面關於紅棗的營養美食：

一、紅棗茶

準備適量的紅棗、茶葉、紅糖。

具體做法：

（一） 在鍋中放入一定量的清水，然後將洗淨的紅棗和茶葉同時放入其中進行熬煮。

（二） 當紅棗熟爛後，將茶葉濾出，餘下紅棗茶汁進行飲用。

二、紅棗當歸粥

準備適量的當歸、紅棗、白糖、粳米。

具體做法：

（一） 將粳米和紅棗用清水清洗乾淨，當歸浸泡在溫水中。

（二） 從溫水中取出當歸，放入鍋中，然後在鍋中倒入一定量的清水，點火熬煮。當汁水變濃後，濾出當歸，留下汁水，將清洗乾淨的粳米和紅棗一同放入汁水中熬煮。

（三） 當米熟棗爛後，在其中添加一些白糖即可。

第十章　食物的健康做法

三、紅棗養神湯

準備適量的紅棗、薏仁米、白果、桂圓肉。

具體做法：

（一）　將所有食材清洗乾淨，並同時放入鍋中，在其中添加一定量的清水，熬 40 分鐘左右。

（二）　將事先煮好的鵪鶉蛋剝去外殼，並添加到鍋中。

（三）　30 分鐘左右，在其中添加一些糖即可。

四、紅棗木耳湯

準備適量的紅棗、黑木耳、冰糖。

具體做法：

（一）　將紅棗、黑木耳清洗乾淨，隨後分別浸泡在兩個盆中，兩個小時左右，取出紅棗，除去棗核。

（二）　將兩種食材放入大碗中，在碗中添加一定量的清水，隨後添加冰糖，放在蒸鍋中，一個小時左右，取出食用即可。

五、薑棗茶

準備適量的薑、紅棗、食鹽、甘草、丁香、沉香。

具體做法：

（一）　將所有食材清洗乾淨，然後放入容器中，碾成粉末，攪拌均勻。

（二）　在飲服前，取出適量的混合粉末，直接用開水沖飲，或者放入沸水中煎煮一會。每天可以飲用多次。

六、紅棗菊花粥

　　準備適量的紅棗、粳米、菊花。

　　具體做法：

（一）　將所有食材清洗乾淨，隨後放入容器中，並在其中倒入一定量的清水
　　　　進行熬煮。

（二）　當米粥黏稠、紅棗熟爛後，在其中加入少許紅糖即可食用。

關鍵食・材

烹調隨意,得病容易!
從來就沒有垃圾食物,只有不當的處理過程

作　　者:方儀薇,馬福亭

發 行 人:黃振庭

出 版 者:崧燁文化事業有限公司

發 行 者:崧燁文化事業有限公司

E-mail:sonbookservice@gmail.com

粉 絲 頁:https://www.facebook.com/
　　　　　sonbookss/

網　　址:https://sonbook.net/

地　　址:台北市中正區重慶南路一段六十一號八
　　　　　樓 815 室

Rm. 815, 8F., No.61, Sec. 1, Chongqing S. Rd.,
Zhongzheng Dist., Taipei City 100, Taiwan

電　　話:(02)2370-3310

傳　　真:(02)2388-1990

印　　刷:京峯彩色印刷有限公司(京峰數位)

律師顧問:廣華律師事務所 張珮琦律師

國家圖書館出版品預行編目資料

關鍵食 . 材:烹調隨意,得病容易!
從來就沒有垃圾食物,只有不當的
處理過程 / 方儀薇,馬福亭著 . --
第一版 . -- 臺北市:崧燁文化事業
有限公司 , 2022.03
　　面;　公分
POD 版
ISBN 978-626-332-153-3(平裝)
1.CST: 食品衛生 2.CST: 健康飲食
411.3　　111002335

電子書購買

臉書

定　　價:375 元

發行日期:2022 年 03 月第一版

◎本書以 POD 印製